AF453742

MÉMOIRE

POUR SERVIR A L'HISTOIRE
DĖ L'USAGE INTERNE

DU

MERCURE SUBLIMÉ CORROSIF;

Par M. LE BEGUE DE PRESLE, Docteur-Régent de la Faculté de Médecine de Paris, Censeur Royal.

On y a joint un Recueil d'Observations faites sur l'usage interne de ce Reméde en Allemagne, en Angleterre, en Italie, &c.

At prudenter a prudente Medico usurpetur.
Boerh.

A LA HAYE.
Et se trouve à Paris,

Chez P. Fr. Didot, Libraire, Quai des Augustins, près du Pont Saint-Michel, à S. Augustin.

M. DCC. LXIII.

Te 151
767
A

Ipſa venena ad nocendum non deſtinan-
tur, ſed ad majus emolumentum com-
parata ſunt, in univerſa enim natura
multa morti repellendæ idonea unde
quâque diffunduntur.

Mead.

Uſus & applicatio iſtius modi remediorum, exactum Medici judicium,
atque inter timiditatem & temerita-
tem ambigens, cauſam morbi, ægri
vires probè cognoſcens & trutinans,
requirit.

Friccius.

Quo in uſu preſtantiora ſunt venena eo
in abuſu periculoſiora.

Fric de Ven.

REMEDES

ET

TRAITEMENS NOUVEAUX

OU

RENOUVELLÉS.

N°. III.

NON TEMERE NEC TIMIDE.

Medecinæ hodiernæ evectæ, a prejudiciis liberatæ, foli naturæ Obfervationi fuperftructæ, per viros induftrios, indefeffos, ingenuos, a pertinacia, invidia, turpi quœftu alieniffimos cultæ; furgant in dies largæ meffes remediorum novorum quæ morborum incurabilum numerum & quas edunt ftrages minuant!

Erhmann.

Ce reméde aura des effets furprenans
& falutaires dans beaucoup de maladies
incurables par tout autre moyen ; mais
il n'appartient qu'à un Médecin fage &
habile de faire ufage d'un pareil reméde,
qui demande une prudence infinie dans
fon adminiftration : s'en abftienne quiconque ignore la méthode de le donner.

Boerh. tr. p. Bar.

TABLE.

RECUEIL D'OBSERVATIONS

Sur l'usage interne du Mercure sublimé corrosif, ou Prèces justificatives du Mémoire précédent.

Les Auteurs de ces Observations sont MM. *van Swieten,* pag. 1

De Haen.	20
Storck.	29
Sanchez.	32 & 227
Alvarez.	36
Guering.	30
Ottmann.	41
Mozeder.	44
Ziegenhagen.	52
Erhmann.	52
Spielman.	40
Bona.	64 & 282

Le Lecteur est prié de faire attention aux corrections & additions qui sui-vent.

Dans le Mémoire.

PAGE xiv, *ligne* 11, cette citation est de Guy Patin.

xv, *ligne* 3, après n'a pas besoin, *ajoutez*, quelquefois.

xxj, *lig.* 20, de nouvelle sublima-tion. Depuis l'impression de cet endroit, une personne m'a dit avoir vu répéter la sublimation du Mercure sublimé jusqu'à neuf fois, sans que ses qualités en eussent éprouvé de changement sensible.

xxij, l'énumération des combinaisons, par le moyen desquelles on obtient le sublimé corrosif, est de Lewis The Mat. Med. *London*, 1761.

xxiv, *lig.* 4, ceux, *lis.* celui.

xlix, *lig.* 21, ce que dit, *ajoutez*, à ce sujet.

lj, *lig.* 2, telle, *lis.* tels que nous les.

lx, *lig.* 23, détruit, *lis.* détruite.

On peut encore consulter sur ce sujet les Mémoires de l'Académie des Sciences, années 1699, 1709 & sur-tout 1734, ainsi que le Commentarium Norimbergense, ann. 1736, 37, 38, 39 & 1740.

lxxv, *lig.* 15, il y a aussi des exemplaires de ce Livre qui ont pour titre, Melchioris Friccii Medici Ulmensis Paradoxa Medica in quibus multa contra communes opiniones tractantur & affectuum aliquot, apoplexiæ, maniæ, vulnerum venenatorum, hydrophobiæ theoria & praxis ostendunitur. Ulmæ, 1699.

lxxvij *lig.* ne peuvent guérir, *lis.* ne peuvent rien.

lxxxviij, *lig.* 4, si l'on eût, *lis.* si l'on en eût.

xciv, *lig.* 15, ann. 17, *lis.* 1734.

xcvj, *lig.* 2, après réglés, *mettez*, au lieu de ;

xcviij, *lig.* 22, & 23, *lis.* Monsieur au lieu de Sieur.

ciij, *lig.* 14, de ceux, *lis.* de tous ceux.

cxj, *lig.* 4, qui perfectionne, *lis.* qui l'a perfectionné.

cxij, *lig.* 18, d'Espagne, *lis.* Portugal : *lig.* 11, M. de Haen, ami de M. van Swieten. Il s'eſt répandu que ces deux célébres Médecins n'é-toient plus auſſi unis qu'ils l'avoient été précédemment, & que ce qui avoit donné lieu à leur refroidiſſe-ment, avoit été une différente façon de penſer ſur des points de Médecine-pratique, ſur leſquels ils croyoient tous les deux qu'on ne pouvoit avoir une opinion oppoſée à la leur, ſans trahir les intérêts de la vérité & de l'humanité, intérêts plus pré-cieux pour eux que l'amitié même. Mais MM. van Swieten & de Haen ont apparemment reconnu que les mêmes motifs honnêtes leur avoient fait embraſſer différens ſentimens, & qu'ils n'en étoient pas moins dignes d'être amis l'un de l'autre. Voici ce que je viens de lire dans une Lettre de Vienne : ‚‚ M. van Swieten & M. de Haen ont termi-né une certaine méſintelligence, qui, depuis quelque temps s'étoit gliſſée inſenſiblement entre eux, & cela s'eſt fait de maniere qu'ils ont mérité l'applaudiſſement de leurs Majeſtés, de la Cour, & de la Ville de Vienne ‚‚. J'ai cru devoir rendre public un raccommodement qui intéreſſe également & l'honneur de ces hommes célébres, & les progrès de notre Art, auxquels ils travailleront mieux lorſqu'ils le feront de concert.

cxxxvij, *lig.* 17, ne pas le leur, *liſ.* ne pas leur.

cxlvij, *lig.* 6, après du gayac, *ajout.* du ſaſſafras.

clxiij, *lig.* 14, je dis la ſeule maladie, quoique j'aye rapporté, d'après M. de Haen & d'autres Médecins, pluſieurs Obſervarions d'opacité de la cornée, de goutes ſereines, d'éruptions chroniques, &c. qui ont été guéries par le ſublimé, parce qu'on pourroit m'objecter que ces maux étoient vénériens; & nonſeulement je ne prouverois pas le contraire, mais je ne crois pas devoir le penſer.

clxvj, *lig.* 9, comme il n'eſt, *liſ.* il n'eſt. *lig.* 20, eſt toujours, *liſ.* étant beaucoup.

Il s'eſt auſſi gliſſé des fautes de ponctuation, & même quelques-unes de ſyntaxe, qui n'arrêteront point le Lecteur, comme pag. xcvj, *ligne* 2,

après réglés il ne faut qu'une vir-
gule, pag. cv, *lig.* 5, recommandés
pour recommandées , pag. cxiv , *lig.*
14, puiffe *pour* puiffent , &c.

On a mis à quelques citations ce
figne ☽ , au lieu des guillemets &
parenthèfes d'ufage.

Dans le Recueil d'Obfervations.

Page 2 , *lig.* 20 , la livre de Paris &
celle de Vienne ne font pas égales,
100 liv. de Vienne font à Paris
113 liv. $\frac{1}{2}$; mais dans le cas dont
il s'agit , il n'y a aucun inconvénient à fubftituer le poids de Paris.
Pag. 5 , *lig.* 17 , *lif.* & elles en font
toutes forties parfaitement faines :
fans qu'elles ayent , &c.
P. 20 , *lig.* 15 , après chopine d'eau ,
ajoutez de vie de grain.
P. 49 , *lig.* 3 & 5 , *lif. fans* &
P. 60 , *lig.* 8 , qu'on fait , *lifez* , qu'on
y fait.
P. 69 , l'Ouvrage dont on a extrait ce
qui fuit jufqu'à la pag. 227 , eft le
fruit d'une affociation de plufieurs
Médecins, qui , pour leur propre inf.

truction , & les progrès de leur Art , s'assemblent fréquemment , se consultent & se communiquent leurs Observations. Ils font imprimer les plus intéressantes. Les premiers volumes, qui ont fourni le N°. XXIII & suivans jusqu'au XLIVe. inclusivement, ont été publiés en 1758 & 1762. M. Bouru a promis la traduction de cette collection d'Observations. P. 227 , je ne laisserai point passer l'occasion d'annoncer que M. Gobet , à qui cette Lettre est adressée , travaille à nous donner , dans le courant de l'année prochaine , une nouvelle Edition de Celse. Il a très-heureusement , restitué cet Auteur dans un grand nombre d'endroits, & il fait tout ce qu'il faut pour faire paroître cet Ouvrage avec le dégré de perfection que mérite l'Hipocrate des Latins.

J'ai remarqué que dans quelques endroits des traductions , on a mis esprit de vin pour eau-de-vie , & même esprit de vin rectifié pour esprit de vin ; il n'y a aucun inconvénient à ne pas citer ces endroits, parce qu'on a employé ces différentes liqueurs comme menstrues, & qu'il suffit, pour le succès du reméde, qu'on prépare la solution avec l'eau pure, ou tout au plus avec l'eau-de-vie simple. Dans le cas où l'on feroit la solution avec l'esprit de vin ou alcohol, il est important de ne pas la faire prendre seule, à cause de la violence de cet esprit ardent, mais de la mêler avec la boisson adoucissante.

Approbation de M. Jussieu, Docteur-Régent de la Faculté de Médecine de Paris, Démonstrateur des Plantes au Jardin du Roi, de l'Académie des Sciences de Paris, de Londres, &c.

J'AI examiné, par ordre de Monseigneur le Chancelier ; un Manuscrit qui a pour titre : *Remédes ou Traitemens nouveaux ou renouvellés, N°. III. Mémoire sur l'usage interne du Mercure sublime corrosif.* Il m'a paru que cet Ouvrage méritoit d'être imprimé. A Paris, ce 30 Juin 1763.

De Jussieu.

MÉMOIRE

*Pour servir à l'Histoire de l'usage
interne du Mercure sublimé
corrosif.*

INTRODUCTION.

VOICI la quatriéme fois depuis un an, que je contribue à divulguer des Observations de Médecine - pratique qui sont des preuves non-équivoques du soin que prennent les Médecins de perfectionner les différentes parties de leur Art, & d'en reculer les bornes qu'on regarde comme beaucoup plus étroites qu'elle ne le sont réellement, parce qu'on n'a pas encore sçu profiter de tous les secours que la nature & l'art nous offrent.

a

Les expériences & les découvertes des Médecins de Vienne
principalement, confirment l'idée
qu'ont les Gens du monde, qu'il
n'y a rien sur la terre qui ne puisse
être utile à l'homme pour sa con-
servation , & l'opinion plus rai-
sonnée & plus exacte des Médecins qui pensent que la plus grande partie des individus de la nature & de l'art étant capables de
quelque action sur nos corps, ils
peuvent nous servir à éloigner la
maladie qui menace , ou celle
qui attaque , quand ils sont employés à propos.

On voit par les observations sur
la ciguë, la jusquiame, la pomme
épineuse , l'aconit , le sublimé
corrosif, &c. ce dont on auroit
dû être convaincu depuis long-
tems par l'usage de l'émétique ,
du verre d'antimoine, de la poudre d'algaroth, de l'opium, &c;
que les remédes qui sont les plus

utiles , font ceux qui ont une très-forte action , & qu'il dépend de nous d'en faire les fecours les plus efficaces dans les maux les plus graves, ou des moyens auffi fûrs de deftruction , felon le cas où nous les mettrons en ufage & la maniere dont ils feront adminiftrés. Car on doit être bien perfuadé que ce que l'on nomme poifon , n'a point été créé pour faire du mal , mais pour produire des effets plus marqués , néceffaires & fouvent même falutaires , ce que n'auroient pû faire des corps qui n'auroient point eu ces qualités : un Artifte qui pour percer un corps très-dur employeroit un inftrument émouffé ou obtus , foible & d'une mauvaife trempe , réuffiroit-il dans fon deffein ? Celui qui , pour diffoudre un corps réfineux , fe ferviroit d'eau, ne feroit pas plus heureux.

Qui eft-ce qui ne fent pas que

pour faire quelque chose que ce
soit, il faut proportionner ses
efforts à la difficulté de l'ouvrage,
& faire usage de moyens qui puissent produire quelque effet ?

Que l'on donne donc désormais
le nom de poison à tout ce qui produit un grand mal dans l'écono-
mie animale, & alors il convien-
dra, mais également, & aux médicamens & aux alimens qui auront cet effet, par quelque cause
que ce soit. Par la même raison
on donnera le nom de médicament, & on appellera salutaire,
tout ce qui étant appliqué au corps
humain vivant, changera son état
morbifique en état sain, quel que
soit ce médicament, naturel ou
artificiel, & quelque idée qu'on en
ait eu précédemment, soit qu'on
l'ait regardé comme sans action
ou même comme poison.

J'ose dire davantage au sujet
des remédes actifs, que quelques

Auteurs appellent avec raifon remédes héroïqᵤes, parce que leurs
effets font toujours très marqués
& tiennent, pour ainfi dire , du
prodige : il eft à défirer que les
Médecins ne fe fervent que des
remédes de ce genre , leur effet eft
fûr & prompt , & comme on n'eft
pas néceffité à en prendre beaucoup , ils font moins défagréables :
cita , tuta , jucunda ; ils agiffent
promptement , guériffent avec fûreté quand ils font donnés par un
Médecin habile , & communément ils offenfent moins le goût
& l'odorat : trois objets que les
Médecins doivent fe propofer
dans le traitement des maladies.

Qu'on laiffe donc cette multitude de médicamens inutiles ou
foibles par lefquels on commence le traitement des maladies , &
qu'on eft obligé dans la fuite
d'abandonner , pour recourir à
d'autres , parce que les premiers

ont été insuffisans ; heureux si
pendant leur usage , on n'a pas
perdu des occasions qui ne se
présenteront plus , & si le mal
n'a pas fait assez de progrès pour
qu'il soit devenu incurable.

Mais ceux qui n'ont point ré-
fléchi sur cette matiere , pourront
m'objecter que l'on a vu ces remédes que je veux proscrire , comme ayant peu d'action ou sans action réussir dans bien des occasions. Il ne faudroit pour dissuader
ces personnes, que leur faire voir
des maladies abandonnées au seul
secours de la nature , ils verroient
combien elle est puissante pour se
conserver , qu'elles ressources infinies elle employe pour cela , &
ils conclueroient qu'il est très-
possible que ce soit la nature qui
ait guéri dans une infinité de cas
où on s'est servi de ces remédes
que Cartheuser a retranché avec
tant de raison de sa **Matiere Mé-**

dicale. Cependant dira-t-on , il ne
faut quelquefois , soit relativement au mal que l'on a à guérir ,
soit relativement à l'état ou au
tempérament du malade , que des
remédes peu actifs , & ces médicamens foibles n'ont d'action
que ce qu'il en faut dans ces cas,
on doit donc les garder. Qu'on
juge par ce que je vais répondre , si cette raison est bonne.
1°. Tous ces remédes peu actifs
font très-souvent infideles , on
n'en est malheureusement assuré
que par le progrès du mal, & le
plus souvent , il est trop tard pour
pouvoir y remédier. Une plante
qui est un peu astringente , un
peu amere , quand elle est venue
dans une terrein sec , se trouve
avoir des qualités opppsées à celles-
ci , si elle est venue dans un lieu
humide , que la saison ait été
pluvieuse , ou que par hazard elle
ait été souvent arrosée. 2°. Selon

l'axiome que qui a le plus, a le moins, on peut avec des médicamens très-actifs produire le plus petit effet possible, en un mot, un effet proportionné à ce que l'on se propose de faire ; il suffit pour cela de diminuer la quantité du reméde. Il y a peu d'exemples plus frappans de cette vérité que l'émétique, le kermès minéral, l'opium, le quinquina, l'alkali volatil, auxquels on ne fait produire que très-peu d'effet quand on veut. Il en sera de même du sublimé corrosif qui donne lieu à ces réfléxions ; mais il est tems d'en parler plus particuliérement.

Les motifs qui m'ont engagé à rendre publiques ces Recherches & les Observations qui sont à la suite, quoiqu'elles n'eussent été recueillies que pour mon instruction & mon usage, c'est d'un côté le nombre incroyable de personnes attaquées de maux vénériens, la dépenfe, la longueur, les douleurs & l'infidélité du traitement par les frictions, foit avec falivation, foit fans falivation : de l'autre côté, la facilité, le peu de frais, la douceur, la promptitude, la fûreté de la curation par le moyen du fublimé ; & ce qui eft fouvent fort utile pour la paix des familles, ce traitement peut être très-fecret : d'ailleurs ce n'eft pas feulement des maladies vénériennes qu'on peut efpérer la guérifon au moyen de l'ufage interne du fublimé corrofif, on doit s'attendre à voir ce reméde diffiper cette foule de maladies dont le mercure eft regardé comme le fpécifique, les maladies de peau, les obftructions opiniâtres des glandes, les tumeurs offeufes, les fquirres, &c.

Qu'on ne croye cependant pas que je prononce ici fur l'efficacité de ce reméde & l'obligation

pour tous les Médecins de l'a-
dopter ; je ne veux que faire l'hiftoire de fes effets bons & mauvais,
mettre tout le monde en état de
juger de la confiance qu'on doit
y avoir, & engager les Médecins
à en eſſayer , ou pour confirmer
de plus en plus fon utilité , ou
pour le faire retomber dans l'ou-
bli dont il eſt forti, & lui rendre
la haine publique qu'il mérite ,
s'il ne produit pas réellement tous
les bons effets qu'on lui attribue ,
& qu'il paroît jufqu'ici avoir eu
dans différens pays & fur toutes
fortes de perfonnes.

Les Médecins doivent fe croire
fuffifamment autorifés à faire des
eſſais du fublimé par l'exemple &
les confeils des van Swieten, des
de Haen, des Pringle, des Locher,
&c. ils les doivent faire avec fécurité & prefque avec certitude
du fuccès. Quant à ceux qui pen-
fent ne pouvoir agir que d'après

des faits authentiques, on ne peut les blâmer. Auffi eft-ce en partie pour ces Médecins prudens que nous avons raffemblé à la fin de ce Mémoire tout ce qui a été publié jufqu'ici des guérifons opérées avec le fublimé.

Je finirai cette introduction en avouant que le plaifir que j'ai reffenti, en apprenant la découverte de ce nouveau reméde, a été mêlé de peine, & qui eft-ce qui ne prévoit pas les maux auxquels il donnera lieu? Si ce reméde a beaucoup de fuccès, il va être mis en ufage par cette multitude de gens qui traitent des malades & ordonnent des remédes, fans principes ni réflexions & fans avoir d'autres qualités que d'être impudens à fe propofer pour Médecins, & à promettre la guérifon, fourbes pour faire des dupes qui leur foient utiles, téméraires dans l'ufage des remédes qu'ils employent , & fans une connoiffance profonde ni des maladies , ni des remédes , ni de tout ce qui peut apporter quelque changement dans leur adminiftration , ni enfin des moyens de remédier à leurs mauvais effets. C'eft - là le feul danger des remédes très-actifs ou héroïques , mais ce n'eft pas une raifon de profcrire leur ufage tant qu'il n'y a pas d'impoffibilité de fe garantir du danger ; comme on ne défend point les armes , les coûteaux , à caufe du mal que peuvent faire avec , les enfans, les imprudens, les fous, les étourdis , quelque grand qu'en foit le nombre. Je le répéte , un Artifte n'aprêteroit-il pas à rire à fes dépens, fi dans les cas où il lui feroit néceffaire , pour faire fon ouvrage facilement & dans la perfection qu'il doit avoir , de fe fervir des inftrumens très tranchans ou piquans , il s'en privoit

fous le prétexte du mal que pourroit faire avec, un mal-adroit ou
un méchant qui les trouveroit.

Je fçais bien, & il eft à fouhaiter
que le Public en foit prévenu,
que quand on prend du fu-
blimé, ainfi que du verre d'antimoine, de l'émétique, de l'o-
pium & plufieurs remédes actifs
ou héroïques de gens ignorans,
on a plus à craindre le mal que
peuvent caufer ces remedes, que
leur effet falutaire ; parce que pour
qu'ils foient utiles, il n'y a qu'une
façon de les donner, au lieu qu'on
peut les donner de mille manieres
qui les rende funeftes. C'eft s'ex-
pofer à des dangers, & mériter d'y
périr, que de confier fa fanté à tous
ceux qui s'ingérent à faire une profeffion qu'ils ne fçavent pas, &
qu'ils ne font que parce qu'ils font
incapables de toutes celles dans
lefquelles on pourroit les juger à
leur ouvrage. Dans celle-ci ils ont

quelques ſuccès, parce que la nature fait quelquefois plus pour
guérir le malade, qu'eux pour le
faire périr; & quand ce malade
meurt, ils ont pour excuſe qu'il
eſt des maux incurables, & que
la mort eſt une loi générale. On
peut dire du ſublimé corroſif, ce
qu'un célèbre Médecin diſoit de
l'antimoine, quand on commença
à l'employer. » Si quelqu'un ſe peut
» ſervir de ce reméde, qui eſt de ſa
» nature pernicieux & très-dange-
» reux, ce doit être un bon Méde-
» cin, dogmatique, fort judicieux
» & experimenté, qui ne ſoit ni
» ignorant, ni étourdi : ce n'eſt
» pas une drogue propre à des
» coureurs. On ne parle ici que
» de morts, pour en avoir pris
» de quelque Barbier ou de quel-
» que Charlatan ſuivant la Cour,
» &c. » Le ſublimé corroſif eſt
encore plus actif que l'antimoine, une mort cruelle & prompte,

est la suite presque inévitable d'une dose qui pour être trop forte, n'a pas besoin d'être de plus d'un grain. Je ne proposerai point comme objet de Réglement de Police à faire, de défendre les Charla-tans, & d'obliger chacun de ceux qui ont embrassé quelqu'une des parties de la Médecine, à se ren-fermer dans l'exercice de cette partie. Il y a long-tems que la vigilance des Magistrats a reconnu les malheurs auquel ce desordre donne lieu, & qu'on a fait des Loix sages sur ce sujet ; mais je réclame avec tous ceux qui sont amis des hommes, l'exécution de ces Loix : on détruira par-là une des causes les plus puissantes de la dépopulation : non-seulement on conservera plus d'individus, mais ils seront plus sains, & consé-quemment plus utiles à la Répu-blique : enfin si le sublimé corro-sif devient d'un usage commun,

on ſauvera un grand nombre de
perſonnes qui, ſans cette attention des Magiſtrats, périront tôt
ou tard de la mauvaiſe adminiſtration de ce reméde.

Les dangers & les effets funeſ-
tes de ce reméde mal adminiſtré
que je n'ai pas cependant peint
de couleurs auſſi noires que j'aurois pû le faire avec vérité, ne
doivent pas empêcher les malades
de le prendre d'un Médecin tel
qu'on doit le choiſir, admis par
ceux qui gouvernent, reconnu
par les gens inſtruits, pour avoir
de la ſcience, de l'expérience ; né
de parens honnêtes, & dont il ait
reçu de l'éducation, des principes d'honneur ; enfin un homme
dont la Société eſt formée de gens
eſtimés & reſpectés, & que ceux
d'une probité auſtére avouent
volontiers. On peut confier ſa
ſanté à un tel homme avec plus de
ſécurité, que ſi l'on étoit ſoi-même

son Médecin ; il sçait de quelle importance est le dépôt qui lui est remis , & ce n'est pas trop avancer , que de dire qu'il s'occupe plus de la maladie , que le malade même. Je ne puis m'empêcher de le répéter , la plus petite faute dans l'administration du sublimé pourra causer une mort très-prompte ou des maux incurables ; car il ne faut compter que foiblement sur les antidotes, il sera rare qu'on puisse les prendre avant que le mal soit fait.

CHAPITRE PREMIER.

De l'origine de la préparation mercurielle que l'on nomme Mercure sublimé corrosif.

QUOIQU'IL n'entre pas nécessairement dans mon plan de rechercher l'origine du Mer-

cure fublimé corrofif, j'ai cru devoir en parler en peu de mots,
& feulement pour fatisfaire la
jufte curiofité de ceux qui veu-
lent fçavoir l'hiftoire des médicamens qu'ils employent, pour
faire voir combien il faut quelquefois de tems, après qu'on a
découvert une chofe, pour en
connoître les vertus ; enfin pour
exciter à rechercher fi cette multitude de productions de la Nature & de l'Art auxquelles on ne
fçait pas de propriétés falutaires,
n'en a réellement pas. J'emprun-
terai une partie de ce que je
dirai fur ce fujet, d'une excellente thèfe foutenue à Straf-
bourg en 1761, fous la préfidence
de M. Spielman, par M. Erhman
qui en eft l'Auteur ; cette thèfe
a pour titre : *Differtatio Medica
de hydrargyri præparatorum inter-
norum in fanguinem effectibus.*
C'eft le meilleur Ouvrage qui ait

paru jufqu'ici fur ce fujet ; on y reconnoît fur - tout une grande érudition & une bonne critique.

La préparation du mercure qu'on nomme Mercure fublimé corrofif ou fimplement le fublimé corrofif, eft tres-ancienne. On a lieu de croire que Rhafes ou Al-manfor, Médecin Arabe qui vivoit à la fin du neuviéme fiécle & au commencement du dixiéme, connoiffoit cette préparation du mercure ; au moins eft-il certain qu'Avicenne, autre celèbre Médecin de la même Nation, en parle dans une Lettre qui fe trouve dans la Collection qui a pour titre : *Theatrum Chymicum,* vol. IV & dans l'Ouvrage de cet Auteur qui a pour titre : *Abuali-ibn-tfina canon. Med.* l. II. p. 11. p. 219. Quoique M. Erhman cite encore Serapion, & que ce Médecin Arabe foit le premier de fa Nation qui ait écrit fur la Médecine, je ne le mettrai pas au nombre des premiers Auteurs qui parlent du fublimé corrofif ; le célèbre Freind ayant prouvé que les Livres fur les médicamens fimples & compofés qu'on lui attribue, ne font pas de lui , & font beaucoup plus modernes. Il feroit fuperflu de citer ici tous les Chymiftes & Médecins qui depuis ces Médecins Arabes ont parlé du fublimé corrofif ; on le trouvera dans tous ceux qui ont eu occafion d'écrire fur le mercure, & qui fe font étendus fur fes préparations. Il fuffit de remarquer qu'il n'eft pas toujours nommé dans les Auteurs *Mercurius fublimatus corrofivus*, on le trouve auffi fous les noms fuivans, *Argentum fublimatum , Mercurius fublimatus , Mercurius criftallinus & cœleftis , Laudanum minerale, Laudanum minerale corrofivum* , &c. Que l'on ne croye pas cependant que toutes les fois que les Auteurs employent le terme de *Mercurius sublimatus*, il s'agit du Mercure sublimé corrosif, il faut recourir, pour en juger, au procédé qu'ils ont suivi, & on reconnoîtra que la maniere dont ils ont opéré a dû leur donner un mercure plus ou moins dulcifié ; car on peut unir & sublimer ensemble le mercure & l'esprit de sel, de façon que l'esprit de sel ne domine pas dans la masse résultante de leur union, & qu'il ne se trouve pas chargé précisément d'autant de mercure qu'il en peut prendre, & alors ce sublimé n'est rien moins qu'un sublimé corrosif. Il en est de même d'un sublimé à qui on fait subir de nouvelles sublimations même sans addition de nouveau mercure. Voyons comment il faut que le mercure soit traité, pour obtenir un sublimé corrosif tel qu'on doit l'avoir pour l'usage interne.

CHAPITRE SECOND.

Des différentes préparations du Sublimé corrosif.

IL y a différentes méthodes de préparer le sublimé corrosif.

1°. Avec le mercure, le sel commun, le nitre & le vitriol.

2°. Avec le mercure, le sel commun & le vitriol.

3°. Avec le mercure, le sel commun & l'esprit de nitre.

4°. Avec la solution de mercure dans l'eau forte & le sel commun.

5°. Avec la solution de mercure dans l'eau forte & l'esprit de sel ou avec le précipité blanc.

6°. Avec le mercure, le sel commun, le nitre & l'huile de vitriol.

7°. Avec le turbith minéral édulcoré & le sel commun.

8°. Avec le précipité rouge, le sel commun & l'huile de vitriol.

9°. Avec le turbith minéral édulcoré & l'esprit de sel.

10°. Avec le mercure, le sel ammoniac & l'huile de vitriol, &c.

Les sublimés qui seront le produit de tous ces mélanges, peuvent être employés sans distinction pour tous les usages ordinaires, parce que la sublimation faite, il n'y a que l'acide du sel marin qui reste uni au mercure ; du moins c'est le sentiment de M. Baron, & il doit prévaloir sur les autres, jusqu'à ce qu'on ait montré les différences entre les sublimés de différentes préparations.

Le Docteur Lewis est un des Chymistes qui ont cru d'après

des expériences faites, trouver des différences considérables entre ces préparations, principalement entre celles qui sont faites avec ou le nitre ou son acide, & sur-tout lorsque la sublimation est répétée avec telle ou telle addition. Le sçavant Cartheuser a un peu plus expliqué ses idées, mais il ne les a pas prouvées : il y a, dit-il, une différence notable entre le sublimé corrosif préparé avec le vif argent, le vitriol calciné & le sel marin décrépité mêlés ensemble, & entre celui qu'on obtient par la sublimation d'un mélange de sel commun, de vitriol & de mercure dissout dans l'esprit de nitre. Dans le premier de ces sublimés, ajoute-t-il, il n'y a rien que l'esprit de sel uni avec le mercure, au lieu que le second contient non-seulement de l'esprit de sel, mais aussi de l'esprit de nitre, ce qui lui a paru si clair,

qu'il

qu'il n'a pas jugé à propos d'en donner la preuve ni même d'indiquer en quoi consiste la différence prétendue de ces deux sublimés : voyez Lewis Chemical Works , of Neuman ; & The Mat med. Cartheuser. Pharm. Baron sur Lemery.

Il est à souhaiter que ces Chymistes fassent part de ce que leur ont appris sur ce sujet les expériences qui les ont déterminés à annoncer de la différence dans les sublimés résultants des différentes combinaisons. Tant que le sublimé corrosif ne servoit que dans les arts méchaniques ou extérieurement , il étoit beaucoup moins important de sçavoir quelle étoit cette différence , qu'aujourd'hui qu'on a fait du sublimé un médicament interne. Au reste ce que dit M. Baron , qu'il n'a pu découvrir de différence dans les sublimés , doit nous rassurer sur leur usage interne. C'est une preuve que cette différence, si toutefois elle existe, est très-légere, & ne peut pas être cause d'une diversité sensible dans les effets sur le corps humain.

De tous les procédés que l'on peut suivre, pour faire le Mercure sublimé corrosif, les meilleurs, ceux qui donnent le plus de sublimé & le plus fort, sont les suivans.

Maniere dont on prépare le Sublimé corrosif en grand chez différentes Nations qui en font pour les Arts. Voy. Lewis Chemical Worcks.

LA méthode ordinaire de faire le Sublimé corrosif à Venise, à Londres, à Amsterdam où on sublime à la fois plusieurs quintaux dans huits grands vaisseaux de verre placés sur un fourneau, est celle qui suit, conformément à ce qu'a écrit Tachenius : voyez *Hippocrates Chymicus*, p. 215.

Deux cent quatre-vingt livres de mercure ; quatre cent livres de vitriol calciné au rouge ; deux cent livres de nitre ; la même quantité de sel commun & cinquante livres du *caput mortuum* qui reste après la premiere sublimation, ou au défaut de celui-là, du *caput mortuum*, de l'eau forte, faisant en tout onze cent trente livres, sont broyés & mêlés ensemble, & mis en sublimation dans des vaisseaux faits exprès ou convenables, placés sur des cendres chaudes ; on augmente le feu par dégrés & on l'entretient pendant cinq jours & autant de nuits.

La quantité ci-dessus des ingrédiens donne communément trois cent soixante livres de su-

blimé corrosif qui sont composées des deux cent quatre-vingt
livres de mercure absorbant, quatre-vingt livres de l'acide, de
façon que le sublimé est formé
de six parties de mercure & de
deux parties d'acide marin.

Ceux qui font le sublimé en
France, n'employent dans une opération que 30 liv. de mercure ; ils
dissolvent le mercure dans l'eau
forte, ils évaporent la dissolution jusqu'à siccité ; ils mêlent à
cette matiere séche trente livres
de sel marin décrépité & six livres de vitriol calciné, puis ils
procédent à la sublimation. J'i-
gnore où M. Lewis a appris que
c'est suivant ce procédé, que l'on
fait le sublimé en France ; quoiqu'il en soit, pour mettre les personnes qui ne pourroient acheter
de bon sublimé, en état d'en
faire eux-mêmes en petite quantité, & leur épargner la peine de

réduire les quantités ci-deſſus, enfin leur ôter toute crainte de manquer à quelque choſe du procédé, nous allons donner ceux que l'on trouve dans les Elémens de Chymie pratique, ceux de Boulduc & de Cartheuſer. On peut agir ſûrement d'après de tels Auteurs. L'eſprit de nitre ou eau forte étant néceſſaire pour cette opération, nous commencerons par le procédé qu'il faut ſuivre, pour en avoir de bonne qualité.

Procédé pour obtenir l'eſprit de Nitre ou Eau forte qui ſert à la préparation du Sublimé corrosif.

PRENEZ parties égales de Nitre bien purifié & de Vitriol verd ; faites bien ſécher le Nitre, & réduiſez-le en poudre fine. Faites calciner le Vitriol jusqu'au rouge : réduisez - le de même en poudre très-fine ; mêlez exactement ensemble ces deux matieres. Mettez le mélange dans une cornue de terre ou de bon verre luttée , assez grande pour qu'elle ne soit qu'à moitié pleine.

Placez la cornue dans un fourneau de réverbere : couvrez - la du dôme : adaptez-y un grand récipient de verre , lequel soit percé d'un petit trou bouché avec un peu de lut. Luttez exactement ce récipient à la cornue avec du lut gras , recouvert d'une toile enduite de lut , de chaux & de blanc d'œuf. Echauffez les vaisseaux très-lentement. Le récipient s'emplira bientôt de vapeurs rouges très-épaisses , & les gouttes commenceront à distiller du col de la cornue.

Continuez la distillation , en augmentant un peu le feu , quand

vous verrez que les gouttes ne se
succéderont que lentement , &
qu'il y aura entr'elles plus de quarante secondes ; ouvrez de temps
en temps le petit trou du récipient , pour en laisser échapper
le superflu des vapeurs. Augmentez le feu vers la fin de l'opération , jusqu'à faire rougir la cornue. Lorsque la cornue étant
rouge , il ne sortira plus rien ,
déluttez le récipient , & versez
promptement la liqueur qu'il contient dans un flacon de cristal
que vous boucherez avec un bouchon de verre usé à l'Émeri dans
son gouleau. La liqueur que vous
retirerez du récipient sera très-
fumante , d'un jaune rougeâtre ,
& le flacon qui la contiendra ,
sera continuellement rempli de
vapeurs rouges semblables à celles
du récipient.

On retire par le procédé que
nous avons donné , un esprit de

Nitre, très-fort, très-déphlegmé
& très-fumant. Si on n'avoit pas
la précaution de deſſécher le
Nitre & de calciner le Vitriol,
l'Acide qu'on retireroit ſe char-
geant avec avidité de l'eau conte-
nue dans ces Sels, ſeroit fort
aqueux, ne ſeroit point fumant,
& n'auroit qu'une couleur blanche
tirant un peu ſur le citron.

Les vapeurs de l'Eſprit de Nitre
bien concentré, tel que celui de
notre procédé, ſont légeres, corro-
ſives & fort dangereuſes pour la
poitrine ; car elles ne ſont que la
portion la plus déphlegmée de
l'Acide nitreux même. C'eſt pourquoi celui qui délutte les vaiſ-
ſeaux, & qui verſe la liqueur du
récipient dans le flacon, doit bien
prendre garde qu'elles ne s'intro-
duiſent dans ſa poitrine par la voie
de la reſpiration ; & pour cela,
il faut qu'il ſe place de façon
qu'un courant d'air, ſoit naturel,

soit ménagé par l'art., puisse les emporter loin de lui. Il faut aussi, pendant le cours de l'opération, avoir soin de donner de temps en temps de l'évent, en débouchant le petit trou du récipient afin qu'une partie des vapeurs puisse sortir ; car elles sont si élastiques, que sans cette précaution, elles briseroient les vaisseaux.

On peut séparer aussi l'Acide du Nitre de sa base, par le moyen de l'Acide vitriolique pur. Il faut, pour cela, mettre dans une cornue de verre, le Nitre dont on veut retirer l'Acide, réduit en poudre fine : verser dessus un tiers de son poids d'Huile de Vitriol concentré : placer la cornue dans un réverbere, & y adapter promptement un récipient, semblable à celui du procédé précédent.

A peine l'Huile de Vitriol a-

t-elle touché le Nitre, que le mêlange s'échauffe, & que les vapeurs rouges commencent à paroître en affez grande quantité :
il fort même des gouttes d'Acide
avant qu'on ait mis du feu dans
le fourneau.

Il faut que le feu, dans cette
occafion, foit modéré, parce que
l'Acide vitriolique n'étant lié à
aucune bafe, agit fur le Nitre
d'une maniere bien plus prompte,
& bien plus efficace que quand il
n'eft pas pur.

Cette opération peut fe faire
au bain de fable : c'eft une maniere prompte & commode de retirer l'Acide nitreux. Il faut, au
refte, avoir pour cette diftillation, & pour retirer la liqueur du
récipient, les mêmes précautions
que dans l'expérience précédente.

L'Efprit de Nitre qu'on retire
par cette méthode, eft auffi fort

& aussi fumant que celui du procédé précédent , si l'Huile de Vitriol dont on se sert est bien concentrée : mais il est ordinairement altéré par le mélange d'une petite portion d'Acide vitriolique, lequel n'étant engagé dans aucune base particuliere, est enlevé par la chaleur , avant d'avoir pû se joindre à la base du Nitre.

Si on veut avoir un acide interne parfaitement purifié de l'Acide vitriolique , on y parvient facilement, en mêlant cet Esprit de Nitre avec du Nitre très-pur , & le redistillant une seconde fois. l'Acide vitriolique , qui altére l'Esprit de Nitre , touchant pour lors à une grande quantité de Nitre non décomposé , s'unit à sa base alkaline , & en dégage une quantité d'Acide proportionnée à la sienne. Macquer , Elem. de Chym. prat.

Procédé de M. Macquer pour faire le Sublimé corrofif.

METTEZ la quantité de Mercure que vous voudrez dans un matras ; verfez deffus une dofe d'Efprit de Nitre, telle qu'elle eft néceffaire pour diffoudre le Mercure. Cette dofe doit être plus ou moins grande, fuivant le plus ou le moins de concentration de l'Acide dont on fe fert. Le vrai moyen d'avoir une diffolution qui ne foit chargée que de la quantité d'Acide qu'il faut pour faouler le Mercure, eft de faire en forte qu'il refte au fonds de la liqueur tant foit peu de Mercure qui ne foit pas diffous ; au refte il n'y a pas d'inconvénient qu'il fe trouve un peu plus d'Efprit de Nitre qu'il n'en faut, parce que cet excès fe diffipe entiérement dans la fuite.

de l'opération du Sublimé, & ne nuit en rien à sa perfection.

Faites évaporer cette dissolution de Mercure dans l'Acide nitreux, jusqu'à ce qu'il ne reste plus qu'une poudre blanche. Mêlez avec cette poudre autant de Vitriol verd calciné en blancheur, & de Sel marin décrépité, que vous aurez fait entrer de Mercure dans votre dissolution. Triturez le tout exactement dans un mortier de verre. Mettez ce mélange dans un matras dont les deux tiers demeurent vuides, & dont le col soit coupé au milieu de sa hauteur, ou, ce qui revient au même, dans une fiole à médecine. Placez le matras dans un bain de sable, & entourez-le de sable jusqu'à la matiere qu'il contient. Donnez d'abord un feu modéré, que vous augmenterez peu-à-peu. Il s'élévera des vapeurs. Entretenez le feu au même dégré, jusqu'à ce qu'il n'en forte plus. Bouchez alors avec un papier l'orifice du vaiſſeau & augmentez le feu juſqu'à faire rougir le fonds du bain de ſable. A ce dégré de chaleur , il ſe fera à la partie ſupérieure des parois du vaiſſeau un Sublimé ſous la forme de criſtaux blancs & demi tranſparens. Soutenez le feu au même dégré , juſqu'à ce qu'il ne ſe ſublime rien. Laiſſez refroidir le vaiſſeau : caſſez-le , & en retirez ce qui ſe ſera ſublimé : c'eſt le Sublimé corroſif.

REMARQUES.

Le ieu des Acides minéraux eſt remarquable dans cette opération. Ils s'y trouvent tous les trois neutraliſés , ou liés par une baſe différente. Le vitriolique y eſt uni au Fer , le nitreux au Mercure , avec lequel il forme un Sel nitreux mercuriel , & le marin avec

fa bafe naturelle alkaline. Les
Acides vitriôliques & nitreux qui
font unis à des fubftances métal-
liques, étant plus forts que celui
du Sel marin, tendent à le féparer de fa bafe pour fe combiner
avec elle ; mais l'Acide vitriolique étant le plus fort des deux, doit
s'emparer de cette bafe tout feul,
à l'exclufion de l'autre, qui refte-
roit uni avec le Mercure, fi l'A-
cide marin n'avoit plus d'affinité
que lui avec cette fubftance mé-
tallique. Cet Acide féparé d'avec
fa bafe par l'Acide vitriolique, &
devenu libre, doit donc s'unir
avec le Mercure, & en féparer
l'Acide nitreux, auquel il ne refte
plus d'autre reffource que de s'unir
avec le Fer abandonné par l'Acide vitriolique. Mais comme tous
ces changemens fe font à l'aide
d'une chaleur affez forte, & que
l'Acide nitreux n'a pas une cohé-
fion bien grande avec le Fer, il

eft emporté par l'action du feu ;
& c'eft lui qu'on voit s'élever en
vapeurs pendant l'opération. Il
enleve auffi avec lui quelques parties des deux autres Acides ; mais
en petite quantité. Il refte donc
après l'opération, 1°. une combinaifon de l'Acide vitriolique avec
la bafe du Sel marin, c'eft-à-dire,
un Sel de Glauber ; 2°. une terre
martiale rouge, qui eft celle qui
fervoit de bafe au Vitriol : ces
deux fubftances font confondues
enfemble, & demeurent au fonds
du vaiffeau à caufe de leur fixité :
3°. une combinaifon de l'Acide
marin avec le Mercure, qui étant
l'un & l'autre volatils, fe fubli-
ment enfemble à la partie fupé-
rieure du vafe, & forment le Sublimé corrofif. Voyez Macquer,
Elem. de Chym. prat.

Procédé de M. Boulduc pour faire le Sublimé corrosif.

ON peut encore, suivant la méthode enseignée par M. Boulduc, qui au jugement de M. Baron est la plus simple, la plus courte & la plus exempte de tout danger pour l'Artiste, mêler ensemble à parties égales du sel marin & du turbith minéral qui est dissous par l'acide vitriolique. Voici le procédé de M. Boulduc, tiré des Mémoires de l'Académie des Sciences année 1730 : Je verse sur autant de livres de vif-argent que je veux employer à la fois pareil nombre de livres de bonne & forte huile de vitriol dont je retire par la cornue le phlegme & la portion d'acide qui ne peut pas rester uni avec le mercure.

L'huile de vitriol à l'aide du feu diffout le mercure , & tous les deux font à la fin une maffe très-blanche que je pouffe jufqu'au fec : je mêle promptement cette maffe retirée de la cornue avec parties égales de fel commun le plus blanc que je puiffe avoir , non pas dé-crépité , mais fimplement féché dans quelque endroit chaud , & je pouffe enfuite ce mélange au feu à la maniere ordinaire dans un matras bien enterré dans le fable. Dans le commencement il monte un peu d'humidité en gout-tes d'eau dans le col du matras , après quoi le bouchon de papier prend une barbe de filets ou cryf-taux blancs , alors j'augmente le feu & j'ôte autour de la voûte du matras le fable peu-à-peu , & à mefure que je vois que le fublimé s'y attache & s'augmente ; quand je m'apperçois qu'il ne fe fublime plus rien , j'ôte tout le fable d'a-

lentour, & je retire le vaisseau
encore bouillant afin qu'il cre-
vasse par la fraîcheur de l'air ; &
dans un tems chaud je facilite ces
crevasses par un linge mouillé
dont je l'enveloppe pour n'avoir
pas besoin de le casser à force de
coups qui feroient retomber du
sublimé sur la matiere qui reste
au fonds. Dès cette premiere
opération j'ai un sublimé bien
blanc & crystallin par-tout, qui
aux parois du vaisseau est épais &
compact, & au-dedans parsemé
de crystaux formés en lames ou
aiguilles applaties.

---

*Procédé de M. Cartheuser pour
faire le Sublimé corrosif.*

PRENEZ du mercure lavé
comme il convient & purifié
avec le sel commun & le vinaigre ou même l'esprit-de-vin ; du

vitriol calciné au rouge ; & du
sel marin décrépité ; de chaque
une demi-livre ou bien huit onces de mercure & douze onces
de sel décrépité avec pareille
quantité de vitriol calciné au
rouge. Ces différentes matieres
doivent être bien mêlées par le
moyen de la trituration qui se
fera dans un mortier de verre ou
de marbre , & pour faciliter le
mélange, on versera de tems en
tems pendant la trituration un
peu de vinaigre imprégné de sel.
Mettez ce mélange dans une cucurbite bien lutée ou dans un
matras de verre qui soit seulement lutée par en bas ; posez le
vaisseau rempli de sable ; augmentez le feu avec précaution &
par dégrés ; procédez à la sublimation.

Lorsque la sublimation commence , il s'éléve une vapeur
aqueuse acide , c'est pourquoi on

laisse l'orifice de la cucurbite ouvert jusqu'à ce que toute l'humidité en ait été chassée, ce qu'on
peut reconnoître en présentant de
tems en tems à l'orifice de la cucurbite un coûteau poli. L'humidité étant dissipée, fermez bien
l'orifice de la cucurbite, faites un
feu plus vif, le mercure corrosif
sec est élevé au haut du vaisseau
sous la forme d'un nuage très-
blanc, il s'attache aux parois de
la cucurbite. Ensuite lorsque le
vaisseau est refroidi, on le sépare
& on le retire adroitement d'avec
les matieres étrangeres, soit celles
qui sont au fonds du vaisseau, soit
celles qui se sont attachées çà &
là aux parois. On doit encore répéter une fois la sublimation pour
que le sublimé acquerre la pureté
convenable & une beauté parfaite,
Pharmacol. p. 443.

CHAPITRE III.

Du choix du Sublimé.

ON ne peut en général apporter trop de soin pour avoir les médicamens qu'on veut employer sur-tout s'ils doivent l'être intérieurement, de la meilleure qualité possible ; parce qu'ils ont plus de vertu & d'efficacité. C'est pour cela que nous avons rapporté les procédés au moyen desquels on peut avoir le sublimé corrosif qui est le plus estimé ; mais ce sublimé qu'on regarde comme le meilleur pour tous les usages auxquels on l'a employé jusqu'ici, est-il à préférer dans le traitement de la vérole ? Cette surabondance d'acide dont le mercure est chargé dans

le fublimé le mieux préparé eft-
il de quelque utilité ou plutôt
n'eft-il pas nuifible ? Ne feroit-ce
pas l'extrême divifion du mercure
opérée par l'acide minéral qui
feroit l'efficacité de ce nouveau
reméde ? Je fuis très porté à em-
braffer cette derniere opinion ;
& dans le cas où elle feroit vraie,
les autres procédés pour faire du
fublimé corrofif dans lequel il n'y
a pas autant d'acide & dont le
mercure eft autant divifé qu'il le
faut, ne feroient-ils pas à préférer, foit parce qu'il y auroit moins
d'acide corrofif dans le même
poids du fublimé, foit parce qu'on
en pourroit donner à la fois une
plus forte dofe ? C'eft ce que l'expérience feule peut apprendre &
ce que l'on a droit d'attendre de
Meffieurs les Médecins de Vienne
& de tous les Médecins qui,
comme ceux là, ont la commo-
dité de faire un grand nombre

d'obſervations dans les Hôpitaux
de vérolés. Juſqu'à ce qu'il y ait
quelque choſe de démontré ſur
ce ſujet, je crois qu'il eſt de la
prudence du Médecin d'employer
le bon ſublimé, celui qui eſt re-
cherché pour les uſages auxquels
il ſert depuis long-tems. Si Monſieur van Swieten eût fait quelque choix, ou que ſes obſervations lui euſſent montré la né-
ceſſité d'en faire, ainſi qu'à Meſ-
ſieurs de Haen, Storck, Locher;
ces célèbres Médecins ſont trop
amis de l'humanité & du progrès
de leur Art pour ne les avoir pas
divulgués.

Pluſieurs Auteurs ont prétendu
que l'on falſifioit le ſublimé par
le mélange de l'arſénic; ſi cela
étoit, il ſeroit très-dangereux de
faire uſage intérieurement de ce
ſublimé. Car quoiqu'il y ait des
expériences & des obſervations
dans Friccius, dans les Mémoires
de

l'Académie de Mayence, &c. qui prouvent qu'on a guéri des maladies en faisant prendre l'arsenic, il paroît constant que ce reméde laisse des impressions qui sont tôt ou tard funestes aux malades.

Le mercure corrosif, dit Herman, dans sa matiere médicale (*cynosura materiæ medicæ*) se trouve souvent falsifié avec l'arsenic, ce que l'on peut connoître en le broyant ou le frottant avec du sel de tartre, parce que, si il noircit, il y a certainement de l'arsenic; si au contraire il jaunit, il est bon. 1°. Le célèbre Neuman nie la possibilité de la sublimation, de l'arsenic & du mercure ensemble. 2°. Il regarde l'épreuve d'Herman comme insuffisante; voici ce que dit le Docteur Lewis dans l'excellent Abrégé * qu'il a donné

* On nous fait espérer que cet excellent Ouvrage qui contient en abrégé la Doctrine Chymique & les Observations du célèbre

C

des Ouvrages de Neuman, & dans
ſa Matiere Médicale ; ſi on mêle
de l'arſenic avec du mercure ſublimé , & que l'on expoſe ce
mêlange dans une retorte , le ſublimé ſera détruit & ſera réſout
ou converti dans ſes parties conſ-
tituantes : les acides quittant le
mercure, ils s'uniſſent avec l'arſenic ; il ſe fait une diſtillation
de beurre ou d'huile d'arſenic, qui
eſt la ſolution de l'arſenic dans
l'acide du ſel marin, & il diſtille
enſuite un mercure revivifié. On
peut juger par-là du peu de fondement de l'idée commune qu'on
peut falſifier le mercure ſublimé
avec l'arſenic. Il eſt évident que ces
deux ſubſtances ne peuvent s'unir
dans la ſublimation, d'ailleurs l'arſenic ne peut pas enſuite ſe mêler

Neuman , paroîtra inceſſamment dans notre
langue , ainſi que la Matiere Médicale de
Lewis , qui peut être regardée comme la
meilleure dans ſon genre.

avec la maffe du fublimé en cryf-
taux, telle que nous le trouvons
toujours. Le moyen propofé pour
découvrir la fraude, fi toutefois
elle eft pratiquable, eft pareille-
ment une erreur; on fuppofe que
fi le fublimé eft mêlé avec de
l'arfenic, il deviendra noir en le
mettant dans une leffive alkaline,
& que cela n'arrivera pas au fublimé qui fera pur; mais 1o. l'arfenic par lui-même ne devient
pas noir avec les alkalis. 2°. Il
y a plufieurs efpéces de mercure
fublimés pures, qui noirciffent
avec les alkalis, ce qui eft dû
probablement à la grande quantité ou furabondance du mercure
qui entre dans ces fublimés par-
delà le point de faturation. 3°. Le
mercure doux le meilleur & le
plus pur, devient d'un gris noirâtre quand on le mêle avec des
alkalis fixes ou volatils. 4°. Les
alkalis fixes & volatils, loin de

noircir l'arſenic, blanchiſſent les
ſolutions qu'on en fait.

Si cependant il étoit poſſible
qu'on parvînt à unir l'arſenic avec
le ſublimé ſous la forme de cryſtaux, & qu'il ſe trouvât des gens
aſſez méchans pour employer un
auſſi funeſte artifice, ce que je pré-
ſume n'avoir aucun vrai fondement, les propriétés & les qualités
de l'arſenic que nous connoiſſons,
nous fourniroient des moyens ſuf-
fiſans de le découvrir. Quand on
expoſe à une chaleur modérée un
compoſé de ſublimé & d'arſenic
auxquels on a mêlé une égale
quantité ou même plus de ſel
alkali fixe de chaux ou de cendres de végétaux, l'arſenic s'é-
léve à la partie ſupérieure du
vaiſſeau, & peut très-bien ſe diſtinguer aux caractères qui lui ſont
propres comme l'odeur forte d'ail,
&c. Les qualités de l'arſenic ſer-
viroient auſſi à le faire connoître,

s'il fe trouvoit mêlé en poudre avec du fublimé.

Ce que l'on vient de lire étoit déja imprimé, lorfque j'ai eu communication de la Thèfe d'un fçavant Profeffeur de l'Univerfité de Tubinge, M. Gmelin. Elle a pour titre : *Specifica Methodus recentior cancrum fanandi.* Voyez le Recueil d'Obfervations. Monfieur Gmelin n'a pas cru devoir adopter fans examen ni le fentiment de M. Neuman & de plufieurs autres Chymiftes, qui nient que l'on puiffe unir le Mercure & l'Arfenic dans la fublimation , ni l'opinion de M. Bœcler, continuateur d'Herman, quoique foutenue par une forte autorité en Chymie, celle de M. Pott ; il ne s'en eft rapporté qu'à l'expérience fur un fait dont l'ufage interne du Mercure fublimé rend la connoiffance très - importante. J'expoferai d'abord l'expérience qui sert de preuve à ceux qui ne croyent pas l'union du Mercure & de l'Arsenic possible dans la sublimation.

Lorsqu'on veut faire sublimer le Mercure corrosif avec de l'Antimoine, l'acide quitte le Mercure, & attaquant la partie réguline de l'Antimoine, il forme du beurre d'Antimoine. La ressemblance qui se trouve entre l'Antimoine & l'Arsenic, a fait conclure que le Mercure sublimé mêlé avec l'Arsenic ne pouvoit pas s'élever sous la forme de cristaux, mais que le Mercure se revivifioit, comme il arrive dans l'opération du beurre d'Antimoine. Un autre Phénomène qui a confirmé dans cette idée, c'est la solution apparente de l'Arsenic dans l'esprit de sel, pour faire l'huile d'Arsenic.

Outre Neumann & Lewis, que nous avons cité ci-dessus comme

partisans de cette opinion, on la peut voir confirmée par les Observations de Glaser dans son Ouvrage intitulé : *Hodegus Chymicus*, & dans une Thèse soutenue en 1685, sous la présidence de Sperling, *de Arsenico.*

Je viens aux expériences Chymiques par lesquelles on attaque cette opinion & on soutient qu'il est possible de faire sublimer l'Arsenic avec le Mercure. Aux noms célebres & aux expériences des Neuman, des Lewis, des Glaser, M. Gaertener oppose les noms & les expériences de Pott, de Buchner & les siennes.

Ayant mêlé, dit M. Pott, deux parties de sublimé avec une d'arsenic & mis le mêlange en distillation, il ne parut rien sous la forme de liqueur ou de solution, mais il s'éleva un sublimé en poudre qui fut suivi de vapeurs noires, & de tout le mêlange;

enfin il ne monta qu'une petite
partie fous la forme de cryftaux,
& il ne refta au fonds que peu
d'une poudre blanche & légere;
ainfi tout fe fublima fous la forme
féche.

Voyons maintenant les expériences de M. Gaertner.

Si on mêle parfaitement, par
le moyen de la trituration dans
un mortier de pierre ferpentine,
une once d'arfenic blanc en cryf-
taux avec une once de Mercure
fublimé corrofif blanc, & que
l'on mette ce mêlange fec & blanc
en fublimation dans un vaiffeau
de verre propre à cette opération,
au bain de fable, & à un feu doux
d'abord, que l'on augmentera enfuite jufqu'à ce qu'il foit très-vif;
tout le mêlange s'élévera au haut
du vaiffeau fublimatoire fous une
forme féche & fans qu'il y ait la
moindre marque d'une matiere
butyreufe. Que l'on caffe le verre,

on trouvera aux parois internes & supérieurs le mercure & l'arsenic qui se sont sublimés & sont blancs ; les bords de la masse du sublimé sont un peu friables ou aisés à rompre, mais le milieu est solide, dense, pesant, & sous la forme crystalline, il reste au fonds du vase un peu d'une poussiere légere de couleur grise.

Quand on mêle une once d'arsenic blanc crystallin avec une once de mercure sublimé, & qu'on met ce mélange en distillation, l'arsenic & le sublimé montent ensemble & forment un sublimé solide, blanc & pesant, qui, à sa surface, a une substance friable ou qui se réduit aisément en poussiere, mais dont le centre est une masse solide ; comme il arrive quand on suit le procédé précédent. Il reste aussi après cette sublimation au fonds du vase une petite quantité de poudre grise.

Enfin fi on met en fublimation une demi-once d'arfenic blanc en cryftaux avec une demi-once de Mercure fublimé corrofif blanc, on obtient de même un produit blanc & fous une forme folide.

Ces trois expériences prouvent affez évidemment la poffibilité de la falfification du Mercure fublimé corrofif avec l'arfenic. Les trois produits qu'elles ont fourni font une maffe folide, blanche, cryftalline & tranfparente, de façon qu'à en juger feulement à la vue, on ne peut la diftinguer du vrai & pur Mercure fublimé ; c'eft ce dont M. Buchner a été témoin, & qu'il eft prêt d'affir-mer. Ainfi il n'eft plus poffible de foutenir l'impoffibilité de la fublimation du Mercure corrofif avec l'arfenic. On avoit été in-duit en erreur par les procédés fuivant lefquels on fait l'huile d'arfenic & le beurre d'antimoine, desquels on concluoit que l'acide du fel marin quittoit le mercure pour s'unir avec l'arfenic comme ayant plus d'affinité avec ce dernier métal & formoit un beurre d'arfenic. Mais, fi on examine bien ce qui fe paffe dans cette opération, on comprendra facilement qu'on ne peut pas conclure beaucoup de ces deux phénomènes. En effet dans la préparation de l'huile d'arfenic, on met fur l'arfenic pulvérifé deux parties d'efprit de fel marin contre une d'arfenic, & on lui fait éprouver une chaleur confidérable ; malgré cela l'efprit de fel diffout peu d'arfenic : voyez Port *de fale communi.* Quant à ce qui paffe dans la diftillation fous la forme liquide, c'eft plutôt un mêlange fort intime des deux fubftances, qu'une vraie folution, ce qui prouve que l'acide du fel marin n'a pas tant d'affinité avec l'arfenic, &

c vj

ne s'y unit pas avec tant de vîtes-
se , que l'on doive croire qu'il
quitte si facilement le Mercure.
Mais quand il arriveroit alors ce
qu'on voit arriver en faisant le
cinnabre d'antimoine & le beurre,
il doit encore se trouver un troisiéme corps , je veux dire le sou-
fre au moyen duquel l'acide du
sel est dégagé , parce que le sou-
fre a plus d'affinité avec le Mercure. L'acide du sel devenu libre ,
s'unit avec le régule d'antimoine
& forme un beurre qui monte
dans le commencement de la sublimation & qui est suivi par le
cinnabre quand le feu devient
plus fort ; ainsi sans cette espéce
de tour de main par lequel on
ajoute en grande quantité du phlo-
gistique , l'union de l'acide du
sel avec le Mercure ne pourroit
être détruit par l'arsenic. Mais
quand on met en sublimation ensemble l'arsenic & le mercure,

l'arfenic fe mêle & s'unit au mercure fublimé, de façon à ne faire qu'une feule maffe qu'on ne peut que difficilement diftinguer d'un mercure fublimé pur. Ce mercure fublimé falfifié conferve les mauvais effets de l'arfenic, il en infecte, & rend nuifibles les mélanges où il entre. Ainfi les préparations qu'on feroit avec, font dangereufes dans l'ufage médical fur-tout interne, & fuffifent pour le faire rejetter.

Je vais démontrer par une nouvelle expérience combien cette qualité nuifible peut s'étendre. Lorfqu'on broye dans un mortier de pierre une once de Mercure fublimé corrofif falfifié par le mélange de l'arfenic, avec une demi-once de mercure coulant purifié, fi dis je, on les broye affez long-tems pour faire difparoître les globules de mercure, il fe forme une poudre grife pareille à

celle que nous voyons , lorſqu'on mêle de vrai ſublimé corroſif avec du vif-argent pour préparer le mercure doux; ſi on met
en ſublimation cette poudre gri-
ſe , le mercure corroſif monte
dulcifié & entiérement inſipide,
mais il eſt encore un peu livide
& jaunâtre à cauſe de la grande
quantité de vif-argent qu'on a
ajoutée & dont les globules s'atta-
chent au bouchon de papier; mais
la ſublimation répétée diſſipe cette
couleur. Ce mercure doux eſt aſſez
ſolide , les cryſtaux ſont tranſparens , blancs , denſes ; c'eſt dans
ce cas ſur-tout qu'il ne faut pas
ſe fier aux apparences , puiſque
ce ſublimé renferme de l'arſenic.

Pour ne rien dire d'étranger à
l'uſage interne du ſublimé dont
il s'agit ici , je ne rapporterai pas
l'expérience ſuivante par laquelle
M. Gaertner prouve que toutes

les préparations mercurielles ,
comme mercure doux , mercure
de vie, Bezoard minéral , qui feroient faites avec un fublimé où
il y auroit de l'arfenic en une
certaine quantité , ne devroient
point être employées pour l'ufage
médical externe , parce que l'arfenic qui en feroit partie , les rendroit funeftes.

Je n'expoferai pas non plus les
différens moyens qu'on propofe
pour diftinguer le vrai Mercure
fublimé de celui qui eft falfifié ,
& que M. Gaertner ne rapporte
que pour montrer leur infuffifan-
ce , comme l'épreuve par l'alkali
fixe, par l'efprit de vitriol & l'efprit de nitre : je paffe tout de
fuite aux expériences dont il dit
qu'elles font la vraie pierre de
touche pour reconnoître l'arfenic.
Si l'on met dans une folution de
vrai Mercure fublimé blanc , de
l'efprit de fel ammoniac préparé

avec le ſel de tartre & la chaux vive, il ſe fait un précipité ; la liqueur devient blanche comme du lait & de la neige, au lieu que quand on a employé un ſublimé falſifié avec l'arſenic, le mélange devient noir, & le précipité qui ſe fait eſt de couleur noire. Voilà donc un moyen de diſtinguer le Mercure falſifié de celui qui ne l'eſt pas ; outre cela le Mercure ſublimé où il eſt entré de l'arſenic, étant jetté ſur des charbons ardens, rend une odeur d'ail dont la préſence eſt un ſûr garant de l'exiſtence de ce minéral. Mais on ne doit pas s'en rapporter uniquement à cette expérience qui n'a point d'effet ſenſible, quand il y a très-peu d'arſenic. Au reſte la premiere épreuve eſt ſuffiſante, dit Monſieur Gaertner, pour pouvoir choiſir un Mercure ſublimé qui ne ſoit point dangereux par le mélange de l'arsenic. Quoiqu'il en soit de la falsification du sublimé corrosif avec l'arsenic, la prudence doit engager les Médecins qui en font usage comme médicament interne, à ne le prendre qu'en crystaux, puisque la falsification sous cette forme est impraticable avec l'arsenic, & pour n'avoir rien à se reprocher, ils doivent le faire acheter chez des Chymistes ou des Apotiquaires habiles & honnêtes gens, & sur-tout chez ceux qui préparent eux-mêmes le Mercure sublimé corrosif; car il y en beaucoup qui le prennent des Marchands en gros & Colporteurs, parce qu'il leur coûte moins qu'à le faire chez eux, qu'ils ne sçavent pas le préparer, ou qu'ils craignent que cette opération ne les incommode.

CHAPITRE IV.

Des Auteurs qui ont employé anciennement le Mercure sublimé corrosif comme médicament interne.

JE diviserai en deux classes les Auteurs qui ont connu ou recommandé l'usage interne du Mercure sublimé corrosif. La premiere comprendra tous ceux qui sont antérieurs au renouvellement de l'usage de ce médicament par M. van Swieten. Je mettrai dans la seconde Monsieur van Swieten qui a remis ce reméde en vogue, & ceux qui sur son témoignage ont adopté le traitement des maux vénériens par le moyen de cette préparation de Mercure.

Celui qui le premier paroît avoir fait prendre comme reméde interne le fublimé corrofif, eft Bafile Valentin, Chymifte célèbre du douziéme, d'autres difent du quatorziéme fiécle ; du moins c'eft le plus ancien Auteur que M. Erhman ait cité. Sa differtation eft remplie d'une fi grande érudition & d'une critique fi éclairée, que je n'ai pas cru pouvoir faire des recherches heureufes après lui. Je fuis même obligé de ne rapporter le fentiment de Valentin, qu'en empruntant les paroles de M. Erhman, parce qu'il a bien cité la page du livre de ce Chymifte où il parle du fublimé, mais il n'a pas donné le titre de ce Traité; je préfume que c'eft que M. Erhman avoit fous fes yeux l'édition de tous les Ouvrages de Valentin, qui a été faite à Hambourg en 1717. Nous n'avons pu trouver cette édition

à Paris, & il eût été trop long
de feuilleter les Traités particuliers imprimés en différens tems,
d'ailleurs on peut s'en rapporter à M. Erhman. Bafile Valentin, dit-il, recommande le Mercure fublimé pris à la dofe de trois
ou quatre grains dans de la thériaque pour guérir les maladies
vénériennes, les cancers & les
ulcéres malins; de là il prend occafion de louer Dieu : (fans doute
que Valentin ne faifoit pas prendre ces trois & quatre grains à la
fois.)

En confidérant qu'une chofe
ne peut être devenue d'un ufage
commun dans une Nation & avoir
été adoptée généralement que
long-tems après la découverte de
fon utilité, en obfervant fur-tout
que quand il s'agit de prendre
intérieurement comme médicament, ce que l'on regarde par-
tout comme le poifon le plus vio-

lent, & que cette idée effrayan-
te est entretenue par la très-petite dose dont on use & les précautions que l'on prend pour éviter les accidens. En faisant, dis-
je, ces réflexions & les appliquant
à l'usage interne du sublimé corrosif, nous croyons pouvoir faire
remonter à des temps très-éloi-
gnés l'époque de la découverte
de l'usage de ce médicament dans
les pays du Nord. On verra dans
les piéces justificatives jointes à
ce Mémoire que dès le commencement de ce siécle, un Histo-
rien a remarqué que les Mosco-
vites l'employoient pour guérir
les maladies vénériennes & l'ad-
ministroient de différentes façons.

Un Médecin Anglois, Richard
Wiseman, qui a écrit en 1670
sur divers sujets de Chirurgie,
compte au nombre des remédes
en usage pour guérir la vérole,
le Mercure sublimé corrosif dis-

fout dans l'eau de fontaine & pris
intérieurement, il dit que la dofe
ordinaire ou convenable caufe
tantôt le vomiffement & tantôt
la falivation. Quelques Praticiens,
ajoute-t-il, recommandent beaucoup ce reméde & en font grand
cas, mais il avoue qu'il n'en a
jamais fait ufage.

On s'attend fans doute & avec
raifon à trouver ici le fçavant
Compilateur Bonnet au nombre
des Médecins qui ont connu l'u-
fage interne du Mercure fublimé.
Entre les remédes chymiques,
dit-il, qui évacuent la pituite,
j'eftime & je recommande principalement les médicamens préparés avec le mercure, foit les
fublimés, foit les précipités, &
les premiers s'ordonnent en plus
petite dofe que les derniers. Entre les fublimés celui qu'on nomme fublimé corrofif fe donne
fort rarement à un grain : voyez

Bonneti, *Mercurius compitalitius lib.* 19.

Le sublimé corrosif entroit dans une des recettes qui ont contribué à rendre fameux Kenelme Digby, & au moyen desquelles il guérissoit plus réellement qu'avec sa poudre de sympathie : l'huile mercurielle dont il se servoit pour la cure des maux vénériens, de la goutte, de l'hydropisie, de la lépre, &c. n'étoit que le Mercure sublimé corrosif.

On trouve dans le Traité des fiévres de Turquet de Mayerne, l'éloge de la poudre fébrifuge de Pott dont le Mercure sublimé fait partie. Friccius est d'autant plus porté à croire cette vertu au sublimé, qu'il regarde les remédes caustiques comme très-efficaces pour guérir les fiévres intermittentes. C'est la réflexion qu'il fait plus bas au sujet de l'usage interne salutaire du beurre

d'antimoine dans les fiévres intermittentes. Les Médecins Carté-
ſiens, ou qui ſuivoient le ſyſtême
de Deſcartes, employoient quelquefois, dit Dolœus, le Mercure
ſublimé pour guérir la gangrenne,
& ils le faiſoient prendre en bol
mêlé avec l'électuaire *diaſcor-
dium* ou la thériaque.

On faiſoit prendre le Mercure
ſublimé pulvériſé, ſous différentes
formes & pour différentes maladies, au temps de Langius, qui
dans deux endroits de ſes Ouvrages s'éleve fortement contre l'u-
ſage de ce médicament & de pluſieurs autres très-actifs. C'eſt dans
Melchior Friccius, dont nous
parlerons plus bas, que nous avons
pris ces trois derniers articles.

Dans le même temps Zwelfer,
qui demeuroit à Vienne en Allemagne, écrivoit qu'il y avoit des
gens aſſez hardis pour faire prendre intérieurement à ceux qui

étoient

étoiént attaqués de maladies vénériennes , le Mercure fublimé
corrofif proprement dit & fimplement fondu dans l'eau pure, comme fi c'étoit un grand reméde.
Voyez Zwelfer , *Mantiſſa ſpagy-
rica.*

François Deleboé qui profef-
foit alors la Médecine à Leyde,
n'ignoroit pas qu'on fît uſage intérieurement du mercure fublimé
Le fublimé corrofif , dit-il ,
eſt un très-puiſſant vomitif, mais
qui n'eſt pas ſans danger ; un demi-grain de ce médicament que
l'on a fait fondre & délayé dans
beaucoup de liqueur , a une très-
grande force pour exciter les vo-
miſſemens. Le fublimé fait ſortir
la pituite la plus viſqueuſe , la
plus attachée , après l'avoir préparé à cette expulſion en la fon-
dant & en détruiſant ſon épaiſ-
fiſſement.

Quoique l'Auteur dont nous

allons parler , Melchior Friccius ,
Médecin à Ulme, n'ait pas confirmé par sa propre expérience les
vertus du sublimé corrosif, il mérite cependant une place distin-
guée parmi les personnes qui ont
écrit avec érudition & bon sens
sur les poisons en général & sur
l'usage médical ou salutaire qu'on
peut faire d'un assez grand nombre & en particulier du sublimé.
Il est même le seul Compilateur
que nous ayons des bons effets de
ce qu'on appelle communément
& trop généralement des poisons. Son Ouvrage sur les poisons a été imprimé plusieurs fois,
ou ce que je crois plutôt, les Li-
braires qui l'ont eu en leur posses-
sion, en ont, par des raisons d'intérêt , changé plusieurs fois le fron-
tispice ; il est différent dans deux
exemplaires que j'ai sous les yeux,
quoique le caractere & la disposition typographique soit du reste, la

même, lettre pour lettre, à la Pré-
face près qui eſt en italique dans
l'un, & du caractere du texte dans
l'autre. Un des exemplaires a pour
titre, *Melchioris Friccii Medici
Ulmenſis Tractatus medicus de
virtute venenorum medica in quo
paradoxologycè, &c. in-8°. Ulmæ
1701 impenſis Auctoris.* Le titre
de l'autre exemplaire eſt, *D. Melchioris Friccii Medici Ulmenſis
Paradoxa de venenis in quibus ap-
primè, curioſè, &c. Auguſtiæ vin-
delicorum apud Paulum Kuhtze,
1710 in-8°.* Cet Ouvrage étant
curieux, intéreſſant & n'étant pas
commun, j'en mettrai à la fin de
ce Mémoire un extrait qui auroit formé une trop longue di-
greſſion s'il eut été placé dans cet
endroit ; & je ne donnerai ici
que ce qu'a dit Friccius ſur le
mercure ſublimé corrofif ; c'eſt
dans le chapitre troiſiéme *de
venenis mercurialibus ut ſubli-*

mato , præcipitato , turpetho mine-
rali , &c.

Après avoir défendu le Mercure des imputations & des reproches mal fondés que plufieurs
Auteurs lui ont fait d'être nuifible , même dans fon état naturel ,
& après avoir expofé la violence
& le danger de l'action des précipités & du fublimé à caufe de
l'acide auquel ils font unis , Friccius ajoute , ces mauvaifes qualités n'ont cependant point empêché les Médecins de mettre au
nombre des remédes le fublimé
& le précipité de mercure. Le
précipité a été à la vérité d'un
ufage plus fréquent que le fublimé , parce que celui - ci a une
action trop vive. On trouve enfuite le paffage de Bonnet que
nous avons rapporté ci-deffus &
qui eft fuivi de ce que Rolfincius
a écrit fur l'excellence des médicamens mercuriaux. Nous ne

donnerons que la fin de cette citation. ¶ Lorsque dans le choix des remédes on en recherchera trop soigneusement qui soient sûrs ou incapables de nuire, on trouvera qu'ils auront d'autant moins d'action ou d'efficacité ; & il est très-difficile, Rolfincius eût mieux dit impossible, de trouver un médicament actif ou héroïque qui soit incapable de faire aucun mal & qui produise un très-grand bien. Dans un cas vénérien accompagné des symptomes les plus graves contre lequel les remédes doux, comme le gayac, ne peuvent guérir, on se sert de médicamens qui affectent la gorge, le palais, les gencives, l'estomac, les intestins, pour purger toutes les autres parties & conserver le corps. Plusieurs maladies deviennent incurables accidentellement par la faute des malades qui refusent de faire usage de remédes actifs & par celle des Médecins que la timidité & l'ignorance empêchent d'employer ces remédes. Tous les médicamens , ajoute Friccius , tirés de ce qu'on appelle des poisons doivent être administrés par un Médecin habile & prudent pour agir comme des remédes héroïques & pour être d'une très-grande utilité ; au lieu que s'ils font ordonnés par des imprudens & des mal-adroits , ils font du mal & même tuent comme des poisons. *)*

Friccius met au nombre de ceux qui ont parlé de faire usage intérieurement de Mercure sublimé dans les maux vénériens. Etienne Blancard qui a écrit en Hollandois un Ouvrage traduit en Latin & publié en 1689 fous ce titre, *Venus obfeffa & liberata.* Comme il y a dans ce Mémoire un nombre plus que fuffifant d'autres autorités, nous avons négligé de rechercher ce qu'ont dit & cet Auteur & plusieurs autres sur un sujet déja prouvé. Je finirai ce que j'ai cru devoir extraire de Friccius par le passage suivant. » Je suis persuadé, dit-il, que ceux qui pensent qu'on ne doit pas en Médecine faire usage intérieurement du Mercure sublimé corrosif, ou qu'on doit lui ôter toute son âcreté pour qu'il devienne un reméde utile & sans danger ; je suis, dis-je, persuadé que ces gens agissent comme ceux qui voulant ôter à un couteau ce qu'on appelle le fil, pour que celui qui s'en servira, ne se blesse pas, le rendent tel qu'il devient incapable d'être employé aux usages ordinaires. Tel est le propre des remédes héroïques, que leur usage est accompagné de dangers, & plus ces remédes sont dangereux, quand on en abuse, c'est-à-dire, quand ils ne sont pas administrés comme ils doivent l'être, plus auffi ils montrent de vertu quand ils font donnés à propos. On peut dire cela de tous les poifons ; & ce ne doit pas être une raifon pour ne s'en pas fervir, mais feulement pour le faire avec beaucoup d'attention & de grandes précautions. Il arrive fouvent qu'en cherchant à nous procurer des remédes qui ne foient pas dangereux, nous les dépouillons en même temps de leur vertu médicinale. Enfin, dit Friccius, que ceux qui ne s'en rapporteront point à moi, faffent eux-mêmes des effais fur l'ufage du fublimé, par exemple, dans des maladies véneriennes & des fiévres intermittentes, ils verront que quelques grains de Mercure fublimé corrofif font beaucoup plus d'effet dans le traitement de ces maladies, que tant de fcrupules de mercure trop adouci ».

En 1708, Mondschemius ayant fait prendre du sublimé corrosif à un malade attaqué d'un asthme humoral chronique, on lui fit un procès. Les Facultés de Médecine de Wittemberg & de Leipsick ayant été consultées, elles déciderent que l'usage du Mercure sublimé corrosif donné à la dose de deux grains au plus, pour fondre & délayer les humeurs visqueuses & pituiteuses, pour remédier aux épaississemens de la lymphe, & pour provoquer la salivation dans les sujets robustes, ne devoit point être regardé comme nuisible & accusé des accidens qui pourroient survenir.

Le sçavant Hoffman, dont les Ouvrages sont remplies de la plus vaste érudition & de la plus saine pratique, connoissoit bien les grandes vertus du sublimé corrosif & l'usage interne qu'on en pouvoit faire. Non-seulement

dit-il , un grain de Mercure sublimé corrosif peut communiquer
à deux onces d'eau une saveur mé-
tallique irritante , mais elle lui
communique assez de vertu pour
que cette eau mercurielle prise
intérieurement ou employée à
l'extérieur , excite puissamment
la salivation , la sueur , le flux de
ventre & le vomissement même
selon la disposition des sujets &
l'état des humeurs.

On a des preuves bien frappan-
tes , dit encore Hoffman , de
l'extrême divisibilité & des grandes vertus du mercure dans la
préparation appellée Mercure sublimé corrosif dont un seul grain
dissout dans l'eau & même dans
deux onces d'eau peut non-seulement donner à cette liqueur une
saveur irritante très-sensible, mais
même lui communiquer une si
grande vertu que cette eau mercurielle prise intérieurement &

appliquée à l'extérieur , excite puissamment la salivation , la sueur , le dévoiement & même le vomissement , selon la dispo-sition des sujets & l'état des hu-meurs.

Je mets le passage d'Hoffman sur l'usage interne du sublimé , avant celui de Boerhaave , parce que l'ordre des temps dans lequel ont été publiés les Ouvrages que je cite , le demande ; la premiere édition de la troisiéme partie de la Médecine systématique d'Hoff-man ayant paru en 1727 , & la premiere édition de la Chymie de Boerrhaave étant de 1731. Je ne déciderai pas cependant lequel de ces deux sçavans Médecins l'a appris de l'autre ; Je suis même tenté de croire que leur vaste lecture leur avoit appris également que ce remède avoit été employé & que c'est d'après cela , ou même d'après l'usage qu'en ont toujours fait les Charlatans & les heureux essais qu'ils en avoient fait eux-mêmes, qu'ils en ont parlé chacun dans leurs Ouvrages ; & s'ils ne l'ont pas employé ou recommandé davantage, c'est qu'ils n'a-voient pas assez d'expériences qui leur eussent appris jusqu'à quel point ce reméde l'emportoit sur les autres mercuriaux & même sur tous les remédes dans bien des cas difficiles.

Le grand Boerrhaave à qui rien n'a échappé de ce qui avoit été écrit d'utile avant lui & qui a tant innové pour le progrès de no-tre Art & le bien de l'humanité, employoit donc intérieurement le sublimé non-seulement pour les maladies vénériennes, mais dans plusieurs autres cas encore : voici ce qu'on lit dans sa Chy-mie.

Si l'on fait dissoudre un grain

de sublimé corrosif dans une once d'eau, & que l'on fasse prendre deux ou trois fois par jour, un gros de cette dissolution édulcorée avec le syrop violat, on produira des miracles dans plusieurs maladies incurables par tout autre moyen ; mais il n'appartient qu'à un Médecin bien sage de faire usage d'un pareil reméde, qui demande une prudence infinie dans son administration : s'en abstienne quiconque ignore la méthode de le donner.

Au commencement de ce siécle, il y avoit à Londres des Charlatans & même des Médecins qui se servoient du sublimé corrosif pour traiter les vérolés, voici ce que rapporte le Docteur Turner dans son Ouvrage intitulé *Syphilis*, imprimé à Londres en 1717.

》 Je puis vous dire que cette maladie (il s'agit de la gonorrhée) est quelquefois guérie en moitié moins de temps avec le reméde suivant, qu'avec les autres remédes. Je sçais qu'il a été mis en usage par une personne qui jouit actuellement d'une grande réputation dans notre Profession.

Prenez Mercure sublimé corrosif, un gros ; esprit-de-vin rectifié, une once ; faites fondre le mercure dans l'esprit-de-vin. On donnera dix, douze, ou quinze gouttes de cette liqueur dans un verre de boisson ordinaire, ou dans une décoction d'aveine. On réitérera ce reméde tous les matins, & quelquefois le soir, surtout pour les personnes qui sont robustes. On augmentera la dose par dégrés jusqu'à ce qu'on soit arrivé à trente gouttes.

Ce reméde fait vomir pour l'ordinaire & aller à la selle. Fort souvent il fait saliver pendant une ou deux heures, mais lorsque cela eft fini, le malade peut vaquer à fes affaires.

Une perfonne que j'avois trai-tée d'une maladie vénérienne fuivant la méthode ordinaire, l'ayant regagné & ayant du dé-goût pour le premier traitement à caufe de fa longueur, s'adreffa à un de fes amis qui la mena à fon Médecin dont l'ordonnance fut la formule que nous venons de rapporter, qui m'a été com-muniquée par l'Apotiquaire mê-me. J'appris de ce malade que le reméde lui avoit rendu la bou-che très-fenfible & l'haleine fort puante, qu'il l'avoit fait vomir & faliver.

Je préparai enfuite une petite quantité de ce reméde, & je la donnai à un homme qui fit plu-fieurs expériences, & qui me rap-porta, qu'il avoit donné ce fu-blimé à plus de vingt perfonnes des deux fexes ; qu'il y en avoit

eu quatre à qui ce reméde avoit
excité une falivation copieufe ;
qu'il feroit arrivé la même chofe
à d'autres , fi l'on eût continué l'ufage , ou fi l'on n'eût
pas détourné le cours des humeurs par les inteftins. Ordinairement il avoit guéri en une femaine ou dix jours & en moins
de temps encore ceux qui le prenoient deux fois par jour ; ce reméde étoit très-violent dans fon
opération & faifoit quelquefois aller par haut & par bas. Quand il en
augmentoit la dofe , comme quelquefois il avoit occafion de le
faire dans des infections invétérées , le malade s'en trouvoit extrémement incommodé quelque
temps après.

Il me dit en même tems , qu'il
ne connoiffoit point de reméde ,
malgré fon expérience à guérir
la gonorrhée , qui fut plus propre
à la changer en vérole que celui-

ci ; mais il ajouta qu'il s'embar-
raffoit très-peu de cela , parce
qu'il traitoit peu de gens pour la
gonorrhée qui n'euffent déja la
vérole.

Ce fut auffi le fort de mon malade dont nous avons parlé plus
haut , auffi-bien que de fa compa-
gne de lit ; car je les traitai enfuite
tous deux pour la vérole qu'ils
avoient contractée de la même
façon.

J'ai donné autrefois ce médicament à trois de mes malades ;
il en fit faliver un au bout de dix
jours, après quoi je fus obligé de
le purger pour arrêter la falivation , & d'écouter patiemment
les reproches de mon malade qui
étoit fort fâché que je le fiffe
faliver pour une fimple gonorrhée.
Ce reméde ne fit que purger les
deux autres par haut & par bas ;
mais il leur laiffa à tous les trois
le dedans de la bouche très-fen-

sible pendant quelques jours après leur guérison. Je ne sçais s'ils furent tous guéris radicalement, car ils étoient étrangers. Je trouvai ce reméde si violent dans son opération & si incertain pour le succès, que je n'en voulus plus faire usage, ni le recommander aux autres.

J'ai connu, dit M. Turner dans le même Traité, des gens qui se sont servi d'un reméde assez semblable à celui de M. Wiseman, dont voici la formule *.

Prenez Mercure sublimé, deux gros; cinnamome, galanga, curcuma, de chaque, deux gros; safran, un gros; eau de fumeterre, ou à son défaut, eau de fontaine, deux livres ou une pinte; faites infuser pendant vingt-quatre heures & passez. On en fait prendre deux ou trois cuillerées pour chaque dose dans un

____
* Voyez ci-dessus ce qu'on a dit de Wiseman.

petit verre de boiffon ordinaire, ce que l'on répéte plufieurs jours de fuite en obfervant de vivre de régime. Ce reméde fait vomir.

L'autre folution, faite avec l'efprit de vin, étoit autrefois le reméde d'un fameux Charlatan dont nous avons déja parlé, pour guérir les gonorrhées avec expédition ; il en mêloit x. xv. xx. gouttes avec deux ou trois cuille-rées de vin, pour en faire une injeƈtion dans l'urethre deux ou trois fois par jour, & il faifoit prendre en même tems fon opia-te, matin & foir. Je ne doute pas que dans la vue de guérir la gonorrhée avec expédition, fa méthode ne foit auffi bonne qu'au-cune autre de celles qu'on a cou-tume de mettre en œuvre en pareil cas. Néanmoins on m'a affuré que ce Charlatan a donné la vérole à plus de malades qu'il n'en a guéri avec cette méthode ; mais comme sa science se bornoit à la guérison des gonorrhées, il laissoit aux autres la peine de remédier aux accidens dont ses cures pouvoient être suivies quelque tems après.

Les recherches presque infinies que les sçavans Auteurs du *Cynosura materiæ medicæ*, imprimé en 1710 & 1728, ont été obligés de faire, leur ont appris l'usage du sublimé corrosif.

» Prenez Mercure sublimé corrosif, deux grains ; mêlez & enveloppez - le dans une suffisante quantité de suc ou jus de réglisse ; formez-en des pilules que vous recouvrirez d'une feuille d'argent ; faites avaler ces pilules & boire immédiatement après de l'eau distillée de menthe ou du bouillon gras en assez grande quantité pour provoquer le vomissement & la salivation.

On ne doit donner ce reméde qu'à des personnes très-robustes ou d'une très - forte conftitution & à ceux chez qui les remédes plus doux ne font point d'effet.

Si quelqu'un fait ufage intérieurement du Mercure fublimé corrofif, il faut qu'il prenne d'abord des médicamens qui puiffent empâter, émouffer les particules âcres, falines du mercure & qui puiffent recouvrir, tapiffer & défendre les parois de l'eftomac, tels font les huileux, l'huile d'olive, l'huile d'amandes douces, le beurre, &c. dont il faut prendre en affez grande dofe pour qu'ils excitent des naufées & produifent le vomiffement. Le lait tant celui qui eft naturel que celui que l'on fait avec des femences & les bouillons de poulets, faits avec les quatre femences froides, ſont très-convenables en pareil cas.

On regarde le cryſtal comme un excellent antidote du Mercure ſublimé corroſif, mais il faut ſe donner de garde de prendre des remédes âcres, comme la thériaque, le mithridat, l'orviétan «.

Un grand nombre de Chirurgiens font prendre intérieurement le Mercure ſublimé, corroſif principalement en diſſolution dans dans l'eau pour provoquer la ſalivation. *Kramer Comment. Norimb. ann. 1 7*

On a oſé, dit Neuman, faire prendre intérieurement de petites doſes de ſublimé corroſif en ſolution dans de l'eau ou un autre fluide.

Il y a des gens qui recommandent l'uſage interne du ſublimé corroſif diſſout dans une grande quantité d'eau ou adouci avec un

syrop pour guérir différentes maladies opiniâtres & pour provoquer la falivation dans les cas de
maladies vénériennes , *Cartheufer*
Pharmacologie.

꯬ L'ufage du fublimé corrofif
dans la vérole eft connu à Paris
depuis plus long-tems que je ne
croyois, dit M. Aftruc. Un Chirurgien, homme d'honneur & de
mérite , m'a affuré qu'il l'avoit
employé depuis long-tems, & qu'il
tenoit ce reméde de feu M. le
Duc d'Antin. Voici la maniere
dont il s'en fervoit. Il faifoit fondre une once de fublimé corrofif
dans une pinte d'eau de riviere,
mefure de Paris, c'eft-à-dire, dans
deux livres d'eau , poids de marc,
jufqu'à ce qu'il fût impoffible d'en
diftinguer le moindre atôme. Il
ordonnoit de tenir prêts, tous les
jours , trois verres d'infufion de
fenné , dans l'un defquels il ajou-

toit une goutte de sa dissolution, & à des intervalles réglés ; il faisoit prendre le second & puis le troisiéme verre de cette infusion de senné. A cela près on gardoit le régime ordinaire.

Les jours suivans on augmentoit tous les jours d'une goutte la dose de la dissolution qu'il faisoit prendre toujours dans un verre d'infusion de senné en donnant ensuite dans la matinée les deux autres prises de la même infusion.

Il continuoit dans cet ordre l'usage du reméde en augmentant d'une goutte tous les jours , jusqu'à ce que le malade eût des nausées ; alors il diminuoit la dose de la dissolution goutte à goutte en rétrogradant , jusqu'à ce qu'il fût revenu à la premiere dose d'une goutte.

De cette maniere le traitement duroit

duroit ordinairement trente ou quarante jours.

A peu près dans le même temps (du Duc d'Antin) un Chirurgien-Major d'une Compagnie des Gardes du Corps, nommé Petit, donnoit à Paris le sublimé corrosif en pilules suivant cette recette.

Prenez du sublimé corrosif, un gros;

d'Aquila alba ou mercure doux,

d'Antimoine diaphorétique,

d'Antihectique de poterius,

de chacun deux gros.

de mie de pain en poudre, trois onces; mêlez le tout ensemble très-exactement; liez-le avec une suffisante quantité de dissolution de gomme adragant ; faites-en des pilules, chacune du poids d'un grain.

Il donnoit pendant trente jours, dix, douze & même quinze de ces pilules par jour, faisant manger immédiatement après & boire du vin avec de l'eau 〗.

Une femme de qualité propofa, il y a plus de 20 ans, des pillules pour le traitement des vérolés de l'Hôpital Général , mais le Médecin de cette Maifon s'oppofa prudemment à ce qu'on fît ufage d'un reméde dont on ne voulut point lui donner la compofition. J'ai fçu , par une perfonne digne de foi, à qui le fecret fut confié alors, que la bafe ces pillules étoit le fublimé corrofif.

M. Petit, le Chirurgien, n'ignoroit pas l'ufage interne du Mercure fublimé corrofif & il paroit qu'il s'en fervoit dans les véroles opiniâtres , comme on peut le voir par le paffage fuivant du Livre du Sieur Fabre.

〗 Il y a, dit le Sieur Fabre, certains malades qui ont une difpo-

sition dans les organes, telle que
le mercure, donné en friction,
ne produit aucun effet sensible,
& n'atteint point à la cause du mal.
J'ai fait cette remarque dans le
Chapitre précédent, & j'ai dit
qu'alors on étoit quelquefois obligé d'employer un reméde plus
puissant, c'est-à-dire, le mercure
allié avec les acides minéraux,
comme j'ai fait dans le cas suivant. Un homme, d'environ trente ans, avoit un chancre malin,
qui occupoit tout le gland; la
verge étoit extrêmement enflée,
& représentoit un chou-fleur ap-
plati, & collé contre le pubis.
Après les préparations ordinaires,
on avoit donné au malade dix-
huit ou vingt frictions sans pouvoir déterminer aucune évacuation. Je le vis alors pour la premiere fois; les frictions avoient
irrité son mal au point qu'il souffroit des douleurs énormes, &

qu'il ne pouvoit avoir quelques momens de repos, que par le moyen de plusieurs grains d'opium. Les accidens étoient pressans : je fis ôter les linges & le mercure qu'il avoit encore sur la peau, & sans autre préparation, je le mis le lendemain à l'usage des pillules suivantes. Ce reméde détermina deux ou trois jours après un léger flux de bouche, & des évacuations par les selles : dès-lors tous les accidens diminuerent ; les douleurs, l'insomnie, le gonflement de la partie, tout disparut, & le malade fut parfaitement bien guéri en trente jours.

Pilules anti-vénériennes.

Prenez Mercure sublimé corrosif, un gros.

Mercure doux, un gros & demi.

Triturez - les, pour les mêler exactement, dans un mortier de verre, avec un pilon de même matiere. Ajoutez-y,

Gomme Ammoniac.
Gomme de Guayac.. } ..$\overline{aa}$.. ʒj.

Senné en poudre. . .
Pyrethre. . . . . } ..$\overline{aa}$..ʒjj.

Mêlez le tout exactement, & formez une maffe avec f. q. de fyrop de nerprum, pour divifer en pilules égales de fix grains chacune. On donne quatre de ces pilules le matin à jeun, & autant le foir en fe couchant, fauf à diminuer cette dofe fi quelque circonftance le requiert : on en fait ufage pendant neuf ou dix jours de fuite.

Ce reméde eft d'une reffource infinie dans les cas femblables à

e iij

celui dont je viens de parler ; &
en général dans toutes les véroles
invétérées , & principalement
lorfque les malades ont été man-
qués plufieurs fois ; & qu'ils ont,
pour ainfi dire, les organes émouf-
fés par une infinité de remédes
adminiftrés fans méthode & fans
fuccès : mais ceux qui ont voulu
employer les mêmes pilules dans
les cas ordinaires , & fur - tout
dans les véroles récentes , ont
toujours éprouvé qu'elles étoient
infidéles , & qu'elles caufoient
quelquéfois des accidens fâcheux :
c'eft pourquoi j'avertis expreffé-
ment qu'on doit être très-réfervé
fur leur ufage).

Voilà une partie de ce que l'on
trouve de plus pofitif fur l'ufage
que l'on a fait prefque fans interruption, depuis long-tems, &
dans différens Pays, du Mercure
fublimé corrofif, comme reméde interne dans plufieurs mala-

dies, & sur-tout dans les cas vénériens. Je n'ai pas crû devoir
nommer tous les Auteurs par lesquels il paroît qu'on employoit
intérieurement de leur temps le
Mercure sublimé corrosif , il
m'auroit fallu pour cela nommer
presque tous ceux qui ont traité de
la Matiere Médicale , ou des remédes chymiques & un grand
nombre de ceux qui ont écrit sur
la Médecine-pratique ; il étoit encore moins possible de rapporter les
passages de ceux qui en font mention : il y en a assez pour prouver
que l'usage interne du sublimé
n'est pas nouveau , que de très-ha-
biles Médecins l'ont regardé comme très-efficace & sans danger ,
quand il étoit administré comme
il faut , & qu'il a toujours été un
des secrets des Charlatans , Médecins ou non Médecins.

Ceux qui ne trouveroient pas
encore assez d'autorités sur ce

dernier article, auront abondamment de quoi fe convaincre dans
les Piéces juftificatives qui font
à la fuite de ce Mémoire, qui
font telles que quiconque après
les avoir lûes, refufera de reconnoître les vertus du fublimé,
pourra paffer pour feindre des
doutes, ou avoir trop d'opiniâtreté : & j'aurois inutilement pour
ces gens-là cité en témoignage
plus d'Auteurs & rapporté en
preuves plus de paffages. Je leur
dirai avec Friccius, *qui verbis
meis non fidem habet, faciat ipfe
periculum, exempli gratiâ in lue
venereâ & febribus intermittenti-
bus, atque obfervabït grana aliquot mercurii corrofivi plus præfla-
re in his morbis curandis, quàm
tot fcrupulos ejus nimiùm dulcifi-
cati, &c.*

J'aurois pû ajouter ici un affez
grand nombre de préparations de
mercure auffi violentes que le fu-

blimé, & beaucoup de compositions où le sublimé même étoit déguisé sous différentes formes, qui ont été employées intérieurement & recommandés par plusieurs Auteurs & sur-tout par Paracelse, Schroder, &c. Mais je m'en suis abstenu pour deux raisons: la premiere, c'est que les gens difficultueux & ceux qui sont peu instruits auroient nié qu'on pût argumenter de ces remédes en faveur du sublimé, comme nous le recommandons, parce qu'il n'y auroit pas une parfaite ressemblance. La seconde, c'est que nous avons donné assez d'exemples de l'usage interne du sublimé même administré d'une façon semblable où très-peu différente de celle de van Swieten.

Je crois devoir placer ici la réponse à une objection que l'on pourroit faire d'après cette histoire de l'usage du sublimé. Puis-

que ce reméde eft connu anciennement, dira-t-on, & qu'il n'a
pas été adopté généralement, ou
ou même qu'il a été négligé,
c'eft une preuve qu'il n'a point eu
le fuccès qu'on en attendoit ; car
eft-il vraifemblable qu'on eût abandonné un reméde très-efficace &
peu coûteux, qu'on eût laiffé tomber en défuétude une méthode
courte, facile, fûre qui n'eft pas
même défagréable, pour en fuivre une longue, difficile, coûteufe, douloureufe & qui n'eft
pas infaillible. Il n'eft pas difficile de fentir que cette objection
n'eft pas auffi forte qu'elle le paroît. En effet l'hiftoire des Arts
eft remplie de pareils faits, &
quoiqu'ils ne paroiffent pas devoir arriver, ils n'en font pas
moins vrais. Le quinquina nous
en fournit un exemple bien frap-
pant ; ce medicament héroïque,
dont on remarque tous les jours

des effets admirables, des espéces de miracles dans les fiévres,
d'accès, dans les maux périodi-
ques, dans la gangrenne, &c. Ce
médicament, dis-je, a été décrié,
a été rejetté, négligé pendant
long-tems, & ce n'est que depuis
peu d'années qu'on pense sur son
compte, comme on le doit ; encore n'y a-t-il que les gens de
l'Art qui lui rendent justice ? Le
peuple, pour qui les erreurs sont
ordinairement éternelles, regarde
toujours le quinquina comme nuisible, quoiqu'il y ait peu de personnes qui à quarante ans n'ait été
dans le cas d'éprouver ses bons effets. Ce fait ne rend pas raison du
premier, mais il en démontre la
possibilité. Si l'on me demande
maintenant quelle est la cause de
cette singularité, je répondrai,
pour ne rien dire qui sente le
Misantrope, qu'on la trouvera
dans le préjugé, les passions des

hommes, & cette chance mal-
heureuse qui fait que les hommes embraſſent ſi ſouvent le mauvais parti au lieu du bon.

CHAPITRE V.

*De ceux qui ont renouvellé & mis
en vogue l'uſage interne du
Mercure ſublimé corroſif.*

L'ILLUSTRE van Swieten, l'un des plus célèbres Diſciples du grand Boerrhaave, qui,
depuis qu'il eſt à la tête de routes
les Sciences Médicales dans l'Em-
pire, employe tout ſon pouvoir
& ſon crédit à reculer les bornes
de notre Art, & à en rendre la
pratique ſûre & facile, ſoit par
les établiſſemens les plus utiles,
ſoit par les expériences & les obſervations qu'il fait faire ſous ſes

yeux, soit enfin en accordant la plus grande protection & obtenant de son Auguste Souveraine des diftinctions & des honneurs à ceux qu'il juge pouvoir servir à fes vûes utiles. M. van Swieten, dis-je, qui au vif defir d'être utile à fa Profeffion, à ceux qui l'exercent & à l'humanité entiere, joint les connoiffances les plus étendues fur la pratique de la Médecine, eft celui auquel on doit avoir l'obligation d'avoir mis en ufage & rendu commun un moyen prompt, fans danger, entre les mains de ceux qui font faits pour l'employer, fûr, peu coûteux, fecret, quand on le veut, & qui n'a rien de défagréable, pour guérir 1°. un mal qui, je dirois prefque, eft devenu le mal le plus commun après la fiévre, & qui eft une des caufes de la dé-population, foit par le grand nom-bre de ceux qu'il fait périr, ou

qu'il fait vivre dans la langueur,
incapables d'aucun fervice dans
la Société , foit par ceux qu'il
empêche de naître. 2°. Pour diffiper des maladies de plufieurs genres , qui ne cédant point aux autres remédes , font des reproches
trop frequens à notre Art d'une
imperfection qui lui eft commune avec toutes les Sciences traitées & mifes en pratique par des
hommes.

Quelques perfonnes paroiffent
fâchées de ce que l'on nomme la
folution de fublimé, le reméde
de M. van Swieten, N°. XIV. Il
ne paroît point que ce fçavant
Médecin ait rien fait pour cela ,
& il n'en a nul befoin ; ce qui
pourroit faire la célébrité de tout
autre que lui , n'ajouteroit pas à
la fienne qui ne peut augmenter. Mais quand un remede ou une
pratique falutaire , qui étoit tom-
bée en défuétude par quelque

raifon que ce foit, eft remife en vogue, c'eft avec raifon, que celui qui en a renouvellé l'ufage, ou qui perfectionné, eft regardé comme un fecond inventeur; & lui en affurer la gloire, en donnant fon nom au médicament ou au traitement, eft la feule marque de reconnoiffance que peuvent donner les Médecins & les malades qui lui ont tous de l'obligation.

On ne fçait pas précifément le tems auquel M. van Swieten a commencé à faire ufage du fublimé corrofif; mais il y a grande apparence, qu'ayant reçu du célebre Boerhaave, dont il étoit un des Difciples chéris, des inftructions fur les vertus de ce médicament, il l'aura effayé pendant long-tems, & que ce n'eft qu'après s'être affuré par un nombre d'expériences & d'obfervations de l'efficacité de ce reméde pour les

maux vénériens, de la possibilité
de le donner sans danger, & enfin
de la sûreté de la guérison, qu'il
l'a divulgué, en écrivant à des
Médecins de différentes Nations
dans les années 1754, 55, 56,
&c. Voyez N°. I, II, III. Et en
le faisant substituer en 1754 dans
les Hôpitaux de Vienne, aux autres remédes dont l'usage étoit
autorisé par celui qu'on en
fait par-tout depuis un tems
très-considérable. Voyez N°.
XLVIII. Il paroît même que
M. van Swieten l'avoit communiqué avant 1745, au premier Médecin de la Reine Douairiere d'Espagne, M. Laugier, que
nous avons vû il y a quelques années à Paris, & l'un des Médecins de l'Impératrice Reine.
Voyez N°. III. Je crois, dit-il,
dans cette Lettre écrite en 1755,
que vous pouvez compter sur
d'heureux succès, puisque le pre-

mier Médecin de la Reine Douairiere d'Espagne, à qui j'avois indiqué ce reméde, a guéri, par son
moyen pendant dix ans, des maladies vénériennes, invétérées &
opiniâtres.

On s'attend, sans doute, à trouver ici au nombre de ceux qui
les premiers ont fait usage du sublimé, le célèbre M. de Haen.
Comme ancien ami de M. van
Swieten, & comme puissant coopé-
rateur dans le bien qu'il fait aux
Hommes & à la Médecine, il
avoit quelque droit aux découvertes de son illustre Collégue; &
on ne peut douter que ce sçavant
Praticien n'ait été un des premiers
à qui M. van Swieten ait fait part
de sa découverte. Aussi voit-on que
dès 1756, M. de Haen recom-
mandoit l'usage de ce reméde
dans plusieurs cas avec force &
avec la plus grande confiance,
comme on fait un reméde que l'on

connoît par des expériences multipliées; d'ailleurs, M. de Haen
fachant que les maladies vénériennes peuvent paroître guéries,
fans l'être réellement, la prudence ne lui auroit pas permis de recommander un reméde nouveau,
fans être affuré que les malades
étoient guéris radicalement ; &
pour cela, il a fallu laiffer écou-
ler un temps affez long après l'u-
fage du reméde.

Il n'y a pas de Médecins qui
puiffe mieux répondre du fuccès
des remédes, que les Médecins
des Hôpitaux. La multitude de
malades qui fe rendent dans ces
afyles de l'indigence, l'ancienneté & l'opiniâtreté de leurs maux,
leur mauvais tempérament, les
fautes momentanées dans le régime, mettent, pour ainfi dire,
un reméde à l'épreuve, & quand
il réuffit parfaitement dans ces
endroits, on eft prefque affuré du

succès pour les autres malades.
C'est aussi pour ces raisons, que
les observations qu'on y fait, sont
bien reçues, quand elles sont faites par des Médecins sçavans, judicieux & attentifs, comme les de
Haen, les Storck, & c'est ce qui
rend très-intéressantes celles de M.
Locher, Médecin de l'Hôpital des
vérolés à Vienne, N°. XLVIII.
& celles des Chirurgiens des Régimens Anglois, qui ont fait usage
de ce nouveau reméde par les
ordres & sous la direction de
M: Pringle, à qui ils ont rendu
compte de leur succès. Voyez
N°. XXIII. & suiv. Mais il faut
distinguer dans ce nombre d'Ob-
servateurs, M. Locher, qui, par le
grand nombre de malades qu'il a
traité, a été dans le cas de faire
beaucoup d'observations, & auquel, jusqu'à ce jour, nous devons
le plus de remarques utiles sur l'u-
sage interne du sublimé. Quand

on a eu à gouverner près de cinq
mille personnes attaquées de la
même maladie, il est peu de phénomènes importans qu'on n'ait
eu occasion d'observer ; aussi pa-
roît-il que M. Locher a vû sur
ce sujet plus qu'aucun Médecin,
comme on s'en convaincra, en
lisant le N°. XLVIII. du Recueil
d'Observations.

CHAPITRE VI.

*Autorités & Objections contre
l'usage interne du Sublimé corrosif.*

LA fidélité & l'exactitude que
demande l'Histoire, l'importance dont il est que le Médecin
soit instruit de tous les effets d'un
reméde, enfin la prudence, ne nous
permettent pas d'obmettre ce qui

a été dit contre l'ufage du fublimé. On ne doit pas ignorer que
outre ce qu'ont remarqué de l'ac-
tivite, & même des mauvais effets
du fublimé, Turner, Bromfeld,
Fabre, & d'autres ; mauvais effets,
au refte, qui n'étoient dûs qu'à la
trop forte dofe qu'ils en faifoient
prendre, ou à la forme féche fous
laquelle ils l'adminiftroient. On
ne doit pas, dis - je, ignorer que de très - habiles Médecins ont condamné l'ufage de
ce médicament, & fe font en
particulier fortement élevés contre la méthode de traiter les maladies vénériennes avec le Mercure fublimé corrofif. C'eft, di-
fent-ils, rifquer fon honneur & la
vie de fes malades, que de faire
prendre le fublimé ; c'eft un monf-
tre qu'on ne doit jamais fe flatter
d'apprivoifer ; un poifon rongeant
qu'on ne parviendra jamais à
adoucir.

J'avertis les Médecins, c'eſt Cartheuſer qui parle, de ſe garder de faire prendre intérieurement le ſublimé corroſif diſſout dans l'eau pure. Car quoique ceux qni en font uſage, donnent des raiſons de leur conduite, qui ſont bonnes en apparence, cependant l'expérience a fort ſouvent montré de très-mauvais effets de ce reméde, dont j'ai moi-même été témoin. J'exhorte tout Médecin, qui eſt jaloux de ſa réputation, & qui ne veut rien avoir à ſe reprocher, à ne ſe ſervir jamais de ſublimé corroſif inntérieurement, parce que les mauvais effets qu'il produit, ne ſe manifeſtent pas toujours auſſi-tôt après qu'on l'a pris, mais ſouvent fort long-tems après qu'on en a fait uſage : voyez Cartheuſer, *Pharmacologia*.

Le ſçavant Commentateur de Lemery, M. Baron, a embraſſé le même ſentiment.

« Le fublimé corrofif eft, dit M.
Aftruc, un des poifons des plus violens, & j'avoue que je n'oferois le
donner à perfonne pendant trente
ou trente-cinq jours, à la dofe d'un
cinquiéme, d'un quatriéme, &
encore moins d'un tiers de grain
par jour, quelque modique que
foit chaque dofe ; je craindrois
que plufieurs enfembles arrêtées
dans quelque recoin de l'eftomac
ou des inteftins, ne produififfent
quelque accident funefte. . . . . .

. J'avoue pourtant que je n'ai pas
appris jufqu'ici que l'ufage de ce
reméde ait caufé aucun accident
mortel. Tout ce qu'on fçait de
fes effets, c'eft qu'il fouléve fouvent l'eftomac, & caufe des envies de vômir & des vômiffe-
mens, qu'il irrite de même les
inteftins & caufe des tranchées.
Mais, qui affurera que ce poifon,
qui n'eft pas affez fort pour produire
fur le champ des effets funeftes,

ne le sera pas assez pour produire quelque érosion dans les poulmons, dans l'estomac, dans la vessie, dans la matrice, dans le cerveau, capable d'attirer long-tems après une maladie mortelle dont on ignorera la cause. N'est-ce pas ainsi qu'agissent tous les poisons lents dont l'action ne se fait sentir que long-tems après qu'on les a pris........

Ce qu'il y a de pire, c'est que ces remédes si dangereux de leur nature, ne peuvent pas guérir le mal pour lequel on ose les employer. On ne donne en tout', pendant le traitement, que dix grains au plus de sublimé corrosif; c'est ce qui résulte des calculs qu'on vient de faire. Or ces dix grains de sublimé contiennent à peine cinq grains de mercure coulant; peut on s'imaginer qu'une pareille dose de mercure, qui ne suffiroit pas pour guérir

la

la galle la plus légere, puiſſe guérir une maladie auſſi grave que
la vérole, & ſouvent très-invé-
térée, auſſi ne la guérit-on pas
par ces remédes. Il eſt certain
que le reméde de l'Empirique de
Londres, n'avoit aucun ſuccès,
au rapport de M. Turner. On
ſçait que celui qu'on donnoit chez
M. le Duc d'Antin, & celui que
donnoit M. Petit, ne guériſſoient
point non plus ; le ſuccès n'a pas
mieux répondu aux eſpérances
que M. van Swieten avoit données de ſon reméde ⟩.

Je m'en tiendrai aux paſſages
que je viens de rapporter contre
l'uſage du ſublimé, parce qu'ils
renferment ce qu'on peut dire de
plus fort, pour détourner de l'u-
ſage de ce reméde, & que tous
les Auteurs qui en parlent comme d'un poiſon, ou lui font les
mémes reproches, ou ſe conten-
tent de dire que le ſublimé eſt

f

un puiffant corrofif dont on doit s'abftenir.

Je ne dois pas diffimuler que le nombre des Auteurs qui blâment l'ufage interne du fublimé corrofif, eft beaucoup plus confidérable que celui des gens qui croyent qu'on peut le donner avec fuccès, fi on l'adminiftre comme il convient.

Ce dernier argument paroît un des plus forts que l'on puiffe faire contre l'ufage interne du mercure fublimé. Nous y répondrons, avant de répondre aux premiers, foit par ce que les réponfes que nous avons à y faire détruifent une partie des argumens précédens, foit pour ne pas laiffer celui-ci faire une plus grande impreffion fur l'efprit des Lecteurs. Lorfqu'on veut juger quelque chofe que ce foit à la pluralité des voix, il faut que les Juges aient vû les mêmes piéces, & foient également inftruits de l'affaire à décider, fans quoi leurs avis n'auroient pas le même poids; comme pour difcuter un fait hif- torique, on ne s'avifera pas d'op- pofer à des témoins, des gens qui n'ont que préfumé ou entendu dire. En partant de ces principes raifon- nables de conduite, on réduira beaucoup le grand nombre de ceux qui peuvent être entendus fur le danger d'employer intérieurement le fublimé. Les uns l'ont jugé par prévention, d'autres, parce qu'ils ont vû des fuites funeftes d'une mauvaife adminiftration de ce reméde, comme Turner, Brom- field &c. ; quelques-uns par des accidens réfultans de mépri- fes ou d'imprudences. La plûpart fe font imaginés que le fublimé étant un poifon à une certaine dofe, il devoit l'être à quelque dofe qu'on l'employât. Tous ces Auteurs ne peuvent donc être Juges de l'ufage interne du fublimé corrosif ; leur nombre fût-il encore plus considérable qu'il n'est, ne prouve rien contre l'usage de ce reméde. Voyons si les témoignages en faveur de l'usage du sublimé, ont plus de poids.

Nous connoissons plusieurs milliers d'expériences heureuses, de belles observations, & de grandes cures faites en Allemagne, en Italie, dans les Armées Françoises, par des Médecins qui ont acquis la plus grande célébrité, & que l'on reconnoît pour être prudens, sçavans, amis de l'humanité & vrais. Ce sont, les van Swieten, les de Haen, les Pringle, les Laugier, les Storck, les Locher, les Bercher, qui prouvent qu'ils ont fait prendre le mercure sublimé avec le plus grand succès dans les maux vénériens ; on peut mettre à leur tête Boerrhaave & Hoffman. Voilà quels sont les témoignages sur lesquels on doit juger si l'on peut admettre ou rejetter l'usage interne de ce médicament. Voilà quels sont ceux qui ont sçu employer à conserver la vie des hommes, un poison qui devoit leur être funeste, quelque petite dose qu'ils en pussent prendre. Maintenant, que l'on cesse de s'élever contre l'usage du sublimé, ou que l'on nous montre des Médecins éclairés qui ne lui ayent vû produire que de mauvais effets, malgré toutes les précautions qu'ils auront prises, pour l'administrer, comme il doit l'être. Ce n'est pas encore assez pour le condamner ; il faut qu'on nous prouve la fausseté des faits que nous avons rapportés, ou que leurs Auteurs en ont imposé ; sinon il seroit également certain que ce reméde produit les effets les plus salutaires & les plus nuisibles ; & je serois en droit de conclure que dans les cas où il n'a pas réussi, il a été mal administré.

Quant aux objections ou aux raisons que nous avons rapportées, & qui ont été repétées par cette multitude d'Auteurs qui s'élevent contre le sublimé, & qui sont représentés ici par trois des plus célèbres, elles ne sont point fondées sur des faits qui leur soient arrivés. Cartheuser, dit, il est vrai, qu'il a été témoin des mauvais effets de ce reméde, mais il n'entre pas, à ce sujet, dans le détail qu'on a droit de lui demander. N'est-il pas plus que vraisemblable que celui qui, ayant donné le sublimé avec un malheureux succès, parce qu'il ne l'aura pas administré comme il convient, & qui se sera trouvé obligé d'avouer de quel reméde il se sera servi, aura dit la dose très-petite, pour diminuer sa faute.

Il peut, a-t'on dit, s'arrêter plusieurs petites molécules de sublimé, soit en une fois, soit en plusieurs fois, dans un endroit de l'eſtomac, des inteſtins, ou ailleurs, & elles irriteront ou rongeront ce qu'elles toucheront. Cela pourroit il eſt vrai arriver, quand on donne le ſublimé ſous la forme ſéche ; auſſi cette méthode doit-elle être proſcrite abſolument, & comme c'eſt celle que l'on a preſque toujours ſuivi autrefois dans l'adminiſtration du mercure ſublimé, il y a lieu de croire que les mauvais effets qui en ont été la ſuite, ont donné lieu de le décrier, & l'ont fait abandonner par la plûpart de ceux qui commençoient à l'employer. On n'a pas la même choſe à craindre, quand on fait uſage du ſublimé en ſolution, dans beaucoup d'eau-de-vie, ou d'eau ; les molécules de ce médicament ſont diviſées à l'infini, & la grande quantité de liquide qui eſt interpoſé, met un obſtacle inſurmontable à leur réunion dans les premieres voies ; obstacle qui augmente encore, quand la solution est passée dans le sang. Qu'on imagine quelle irritation peut produire un demi-grain, un grain même de sublimé dissout dans une ou deux pintes d'eau, puis mêlé à trente livres & plus de sang.

Le sublimé corrosif, ajoute-t-on, souléve souvent l'estomac, cause des envies de vomir & des vomissemens. Quoique Messieurs van Swieten, de Haen, Locher, Storck, ne se plaignent point que ces accidens soient fréquens, incommodes, & que je ne les aye point observé non plus, je pense qu'ils peuvent arriver plus ou moins souvent dans les cas que nous allons rapporter ; mais la cause n'en est pas difficile à trouver ; qui plus est, on peut aisément les prévenir sans diminuer l'efficacité du reméde. De-

puis que M. van Swieten a renouvellé l'usage du sublimé, on
a presque toujours ordonné ce
médicament dissout dans l'eau-
de-vie de froment ou de vin, &
c'est le matin à jeun, ou le soir
après la digestion, qu'on le fait
prendre. Or, qui est-ce qui n'a
pas eu occasion de remarquer que
l'eau de-vie, bue le matin à jeun,
souléve l'estomac, donne des naufées, & même fait vomir ; c'est
ce qu'on voit arriver aux gens
du peuple, qui boivent de l'eau-
de-vie, dès le matin, avant de se
mettre à l'ouvrage ; à peine sont-
ils dehors de la boutique où ils
ont bû l'eau-de-vie, qu'ils ont des
naufées & crachent beaucoup
d'eaux. Une des raisons qu'ils donnent, pour persister dans cette
mauvaise habitude, c'est que l'eau-
de-vie leur fait jetter la pituite
qui les étouffe. Veut-on prévenir
ces accidens dans ceux qui font

usage de la solution de sublimé,
qu'on la fasse dans l'eau ; ou mieux
encore, qu'au lieu de faire prendre la cuillerée de solution, soit
aqueuse, soit spiritueuse, on jette
cette cuillerée dans la pinte d'eau
ou de ptisanne qu'on doit boire
immédiatement après. C'est la
méthode que j'ai toujours suivi,
& qui a plusieurs autres avantages dont nous parlerons ailleurs.

Si l'on ne veut point admettre
ma méthode d'étendre la solution
de sublimé dans la boisson, ne peut-
on pas commencer par faire manger une petite soupe au malade, &
alors ne lui donner la solution qu'-
une heure après ; ce moyen a parfaitement réussi à M. Simon, Chirurgien, qui depuis long-tems
fait prendre le sublimé avec succès. Quant aux irritations des intestins & aux tranchées, ceux qui
ont fait prendre le sublimé, ne
les ayant pas observées, il y a

lieu de croire que dans les cas,
où on a remarqué ces symptômes
ils étoient dûs à la mauvaise administration du reméde.

Qui assurera , dit-on encore,
que le sublimé qui ne peut produire sur le champ des effets funestes , ne causera pas quelque
érosion dans les visceres ? A cela
on répondra, qui assurera que le
sublimé cause, ou doit causer cet
accident , & ne peut-on pas faire
le même raisonnement sur le tartre stibié , le verre d'antimoine,
& toutes les préparations actives
d'antimoine & de mercure , sur
le jalap , le diagrede , &c. enfin
sur les alimens & assaisonnemens
qui ont beaucoup de saveur , le
sel, le poivre, la moutarde , le vin ?
Il ne paroît pas qu'on doive craindre cet effet du sublimé par la
même raison qui nous a déja servi
de réponse à d'autres objections ,
à cause de sa grande division ;

d'ailleurs commme on n'a pas encore remarqué cet effet dans le
grand nombre de malades qui ont
été guéris par un long ufage de ce
reméde c'eft à ceux qui intentent
cette accufation à la prouver.

La quantité de mercure que l'on
fait prendre , en fe fervant de fublimé corrofif, eft, dit-on, trop
petite pour guérir la vérole. Cette
objection pouvoit fe faire , &
avoir quelque force il y a fix ou
huit ans , mais non aujourd'hui
qu'on compte plufieurs milliers de
malades guéris parfaitement par le
fublimé & même guéris de maux
invétérés contre lefquels tous lés
autres remédes n'avoient rien opéré. Au refte ce n'eft pas le feul exemple , que fourniffe la matiere médicale , de médicamens dont il ne
faut qu'une très-petite dofe, quand
ils font bien choifis , ou préparés
fuivant certains procédés , pour
produire des effets qu'on auroit tort
d'attendre d'une plus grande dofe

du même médicament moins bien
choisi, ou préparé autrement. Il y
auroit encore une autre réponse à
faire, tirée de la maniere dont le
mercure guérit la vérole, nous en
dirons quelque chose plus bas,
mais elle n'est point nécessaire ;
quand on a des faits, on n'a pas
besoin de raisonnement ; & dans
le cas où ils se contrediroient,
l'expérience devroit l'emporter.

On finit les reproches qu'on fait
au sublimé, en disant que le succès n'a pas répondu aux espéran-
ces que M. van Swieten avoit
donné de ce reméde, je renvoye
pour toute réponse aux Lettres
que ce célèbre Médecin a écrit
à différens Médecins de l'Europe,
dans lesquelles il loue les vertus
du sublimé, en recommande l'u-
sage, & fait mention de plusieurs
malades traités par lui, ou sous
ses yeux, suivant sa nouvelle méthode. On verra ces Lettres parmi
les Piéces justificatives qui sont

à la fin de ce Mémoire. Je ne
chercherai pas si Monsieur Petit,
le Chirurgien, a été moins heureux, peut-être en a-t-on aussi
imposé sur cet article au sçavant
Médecin, dont nous venons d'examiner les objections peut-être
aussi ce Chirurgien, qui méritoit
des éloges quand il exerçoit son
art a-t-il mal administré un reméde interne. Il n'est point étonnant
qu'on soit malheureux dans l'exercice d'une Profession qu'on n'a
point apprise, & sur-tout de la
Médecine-pratique qui demande
bien d'autres connoissances que
celles de la Chirurgie.

Je ne chercherai point à faire
croire que le sublimé corrosif a
moins d'activité qu'on ne le pense.
Cette activité qui fait son danger, fait aussi sa grande vertu,
comme nous l'avons déja dit;
d'ailleurs, cela ne pourroit être
objecté que par des gens qui se-
roient étrangers à notre Art. Car

quel eſt le Médecin qui n'employe
pas avec ſuccès, pour guérir, les
réſines de jalap, de ſcammonée,
la gomme gutte, l'hellébore, l'o-
pium, le tartre ſtibié, le verre
d'antimoine, & tant d'autres médicamens capables de cauſer de
grands maux, & la mort même,
quand ils ſont adminiſtrés à trop
forte doſe.

Nous croyons avoir ſuffiſam-
ment répondu aux objections qui
ont été faites contre l'uſage interne du ſublimé, puiſque nous
avons toujours oppoſé des faits
inconteſtables à des poſſibilités,
ou tout au plus à des vraiſem-
blances; car je ne penſe pas,
qu'en examinant les vertus ou les
effets des médicamens, on doive
avoir égard aux imprudences &
aux impérities qui ſe font dans
leur adminiſtration. Seroit-il juſte
d'en rendre reſponſable les médicamens, & de croire que les Mé-

decins habiles ne peuvent mieux
faire ? Celui qui eſt la victime
d'un mauvais traitement, ne doit
s'en prendre qu'à lui-même, d'a-
voir mis ſa confiance dans une
perſonne qui ne la méritoit pas.

Au reſte, dans tout ce que j'ai
dit dans le cours de ce Mémoire, & ſur-tout dans les réponſes
aux objections contre l'uſage interne du ſublimé corroſif, je n'ai
eu pour but, que de prouver qu'on
peut produire les effets les plus
ſalutaires avec ce reméde, en le
donnant comme il faut ; & je
ſuis très éloigné de le croire ſans
danger. On doit entendre principalement du Mercure ſublimé
corroſif, ces paroles de Friccius
déja citées. C'eſt le propre des
remédes héroïques, que leur uſage ſoit accompagné de dangers;
& plus ces remédes ſont ſalutaires, quand on en uſe comme
il convient, plus auſſi ils ſont

nuisibles, quand on commet quelque faute dans leur adminiftration. Je l'ai dit, le fublimé corrofif eft un des remédes dont il eft le plus aifé & le plus dangereux d'abufer, parce qu'il eft trèsfacile d'en donner trop, & qu'il fait un mal fouvent irréparable. Ce font, fans doute, ces raifons qui ont engagé un nombre de Médecins à condamner l'ufage interne de ce médicament, c'eft par amour pour l'humanité, & dans la crainte des maux quï peuvent réfulter des abus, qu'ils l'ont fait; on doit leur en avoir obligation, & ne pas le leur reprocher, comme a fait M. Erhman, une oppofition qui a été utile de plufieurs façons. Cet abus nous a paru fi facile & fi funefte, que, quoïque nous penfions en général que la crainte des abus d'une chofe, ne doive pas empêcher d'en ufer dans des cas où elle peut être

utile, cependant nous nous ferions
déclarés contre l'ufage interne du
fublimé, 1°. s'il n'étoit pas auffi néceffaire de fubftituer au traitement employé jufqu'à ce jour pour
les maladies venériennes, une méthode plus courte, plus fecréte,
moins coûteufe, plus facile, plus
efficace, & 2°. s'il n'étoit pas démontré auffi évidemment qu'il
l'eft par la plus grande partie des
obfervations jointes à ce Mémoire, que l'on guérit les maux vénériens en peu de tems, fans frais,
fans danger, fans défagrément &
fecrétement.

Il n'en faut point douter, ces
mêmes Médecins qui, effrayés
par les effets violens du fublimé
corrofif, en ont condamné l'u-
fage, changeront de fentiment,
en voyant les obfervations fui-
vantes, & le recommanderont par
le même motif honnête qui le
leur avoit fait rejetter. La terreur

qu'ils auront répandue sur l'usage de ce medicament, aura rendu cet usage ou la méthode de l'employer plus sûre, en faisant faire un plus grand nombre d'essais, elle concourrera avec nos conseils à faire prendre aux Médecins toutes les précautions nécessaires pour qu'il n'arrive aucun accident à ceux auxquels ils l'ordonneront, & aux malades tout le soin possible, pour ne faire usage de ce reméde, que par les conseils de gens habiles & prudens. Cela empêchera encore que ceux qui ne sont point Médecins, & qui auront de la probité, ne s'ingérent à administrer un reméde qui peut devenir un poison entre les mains de quiconque n'a pas les connoissances nécessaires pour le donner comme il convient, & pour remédier aux maux qu'il pourroit produire par la faute du malade.

Ce seroit, sans doute, ici le lieu de faire l'énumération des symptomes ou accidens que le sublimé corrosif dissipe, & des maladies qu'il guérit ; mais outre que cette exposition ne seroit qu'une liste de presque tous les cas vénériens, d'une lecture peu agréable & peu instructive, elle ne dispenseroit pas de lire le Recueil d'Observations, quiconque voudroit faire usage de ce médicament ; ou si on lui donnoit l'étendue nécessaire, pour devenir utile aux Praticiens, elle seroit une répétition superflue de ce qui se trouve dans le Recueil suivant.

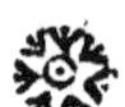

Quant aux méthodes différentes suivant lesquelles on administre le sublimé corrosif dans les maladies vénériennes, je ne crois pas devoir les décrire ici , parce qu'on les trouve plusieurs fois répétées dans le Recueil des Observations. Je préfume qu'on n'aura pas de peine à fe déterminer dans le choix d'une de ces méthodes ; celle de M. van Swieten ayant été jufqu'à ce jour couronnée de fuccès innombrables & furprenans , c'eſt agir prudemment que de la fuivre préférablement à toutes les autres. On a pour garans de fa bonté des Praticiens célèbres, les de Haen, les Pringle, les Storck. Peut-être le tems , c'eſt-à-dire, un plus grand nombre d'expériences nous apprendront à employer ce reméde encore mieux qu'on ne l'a fait ; mais il eſt démontré qu'il eſt plus efficace & moins dangereux en folution que fous la forme féche en pilules , bol , &c.

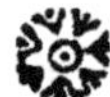

Quelques perfonnes ont déja fait

à la méthode de M. van Swieten
un léger changement que je crois
important, & que ma propre
expérience m'a prouvé être très-
utile, je dirois même néceffaire
pour beaucoup de malades dans
ce pays-ci. M. van Swieten fait
prendre, le matin à jeun, une
cuillerée d'efprit de froment ou
eau-de-vie de grain dans laquelle
il y a un quart de grain de fublimé en folution. Quoique cette
petite quantité de fublimé foit
incapable de nuire à la plûpart
des malades, cependant comme
il y a des conftitutions auxquelles
la plus petite irritation nuit beaucoup ; & des organes d'une fenfibilité extrême, foit habituelle-
ment, foit accidentellement,
qu'une très-petite particule de
fublimé offenfe, je confeille de
mettre la cuillerée de folution
dans la pinte de ptifanne que l'on
doit boire. Le fublimé ainfi étendu, fera incapable de nuire aux

personnes les plus sensibles, &
d'ailleurs il produira le même effet, puisque ce n'est point dans
les premieres voies que ce reméde doit agir, & qu'immédiatement après l'avoir pris, on boit
deux livres d'une ptisanne adoucissante qui étend ou divise le
médicament, comme nous le
faisons, mais qui le fait un peu trop
tard, les particules du sublimé corrosif étant pendant quelque temps
encore assez rapprochées pour
nuire à un nombre de malades.
Ce changement prévient aussi les
nausées qu'éprouvent la plûpart
de ceux qui prennent, à jeun,
la solution, comme l'ordonne
M. van Swieten.

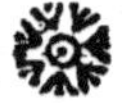

 Le célèbre M. de Haen a fait,
a la méthode de M. van Swieten,
une addition que le raisonnement & l'expérience mettront,
je pense, au rang des plus utiles

qu'on puisse faire. Ce judicieux Praticien purge, tous les quatre jours, ceux à qui il fait prendre la solution de sublimé ; ce qui prévient, ou au moins fait cesser la salivation, & attire par les selles, les humeurs morbifiques que le mercure fond & atténue, ou dont la nature se délivre à l'aide de ce médicament. Je ne doute point que tous ceux qui adopteront ce léger changement, ne s'en trouvent bien. Pour moi, j'ai vû disparoître les symptomes vénériens, & la maladie se guérir beaucoup plutôt en imitant Monsieur de Haen, qu'en suivant à la lettre la méthode de Monsieur van Swieten ; & je suis étonné que Monsieur Locher, qui remarque N°. XLVIII, que ceux que le sublimé corrosif purgeoit, guérissoient plus promptement que les autres, n'aye pas suivi l'indication de la nature.

Je

❋

Je ne conseillerai point aussi hardiment de préférer la solution du sublimé corrosif dans l'eau pure à celle qui se fait dans l'eau-de-vie, ou esprit-de-vin à preuve qu'on a tirés du vin ou de la biere. Il n'y a point encore eu assez d'expériences de faites, ou du moins il n'y a point assez long-tems que les premieres l'ont été, pour pouvoir se décider sur ce sujet avec certitude que le temps & les succès prouveront la bonté du choix ; mais on est suffisamment autorisé à faire des essais, soit par des raisons qui démontrent que l'esprit-de-vin, ou l'eau-de-vie n'ajoutent rien au reméde, & que l'eau suffit pour fondre le sublimé corrosif & le tenir en solution, soit par des observations d'une infinité de guérisons opérées par la solution faite avec

l'eau. On verra dans le Recueil l'
fuivant des traitemens faits avec c
le fublimé corrofif diffout dans l'
l'eau. Je connois d'ailleurs plufieurs Médecins qui ne le font
prendre que de cette maniere,
avec tout le fuccès qu'on peut
defirer. Enfin plufieurs malades
auxquels j'ai adminiftré cette folution, ont guéri auffi promptement que ceux qui avoient fait
ufage de la folution préparée
avec l'eau-de-vie. On trouvera
encore dans ce changement, que
nous propofons un moyen d'éviter les naufées à ceux qui ne peuvent boire de l'eau-de-vie à jeun,
fans avoir cette incommodité.

Le raifonnement, & quelques
expériences heureufes, nous font
préfumer, que non-feulement on
accélérera la guérifon de beaucoup
de malades, mais qu'on réuffira
à guérir des maux vénériens an-

ciens, & qui n'ont pas cédé à tous les remédes usités, & au sublimé corrosif lui - même employé seul, si on joint à l'usage de la solution de Mercure sublimé corrosif celui du gayac, de la salsepareille ou de la squine. La maniere de faire usage de ces sudorifiques, c'est de se servir de leur décoction pour étendre la solution, ou pour boire aussi-tôt qu'on l'a pris, au lieu des tisanes adoucissantes. Une seconde méthode, & c'est celle que je préfére, est de faire sa boisson ordinaire de la décoction d'une de ces plantes. On a lieu d'être étonné de voir combien peu nous nous servons de ces médicamens, auxquels nos Anciens nous disent qu'ils ont dû la guérison des maux vénériens, & cependant il n'est pas possible de douter que les maladies vénériennes ne fussent alors accompagnées pour l'ordinaire de symptômes plus violens, & ne fussent communément plus invétérées que la plus grande partie de celles que nous avons à traiter. Les plantes dont nous parlons ont-elles donc perdu de leur vertu ? Le virus vénérien est-il donc changé de nature ? Nos Anciens nous en ont-ils imposé ? Leur cure n'étoit elle que palliative ? Mais ce n'est pas ici le lieu d'examiner, de résoudre ces difficultés. Remettons en usage les tisanes, de gayac, de squine, de salsepareille, en observant dans leur administration les précautions relatives au dégré du mal, à la constitution & au tempérament du malade, & nous verrons peut-être qu'on a abandonné des remédes excellens par amour pour les nouveautés, ou parce qu'ils n'ont pas eu de succès étant mal administrés. Combien de Charlatans, Médecins ou non Médecins, guérissent des maladies vénériennes, avec des remédes dont ils se disent les Inventeurs, qui ne sont que le subliiné corrosif, ou l'extrait des plantes sudorifiques, ou ces deux genres de médicamens actifs réunis. Nous voyons que dans l'usage du sublimé, les malades qui ont des sueurs sont, après ceux qui ont le ventre libre, les malades qui guérissent les plus promptement. N'est-ce pas, de la part de la nature, indiquer qu'on doit favoriser cette excrétion, & le pouvons-nous mieux qu'avec les plantes sudorifiques.

Si l'usage du Mercure sublimé corrosif avoit été plus commun & plus varié depuis son renouvellement; ou même si tous ceux qui l'ont administré avoient fait part de ce qu'ils ont remarqué, ces observations multipliées nous auroient appris presque toutes les précautions que demande l'usage de ce reméde, relativement à l'état du malade & de la maladie ; mais nous n'avons encore qu'un très-petit nombre de ces remarques utiles, qui rendent plus assurée la marche des Praticiens. Nous les aurions rassemblé sous un seul point de vue, pour servir de guide à ceux qui feront usage du nouveau reméde, & pour leur épargner des faux pas, s'il n'y avoit pas bien des inconvéniens à le faire, le nombre de ces avis étant beaucoup plus petit qu'il ne semble devoir l'être, vu l'activité de ce reméde, la variété & le grand nombre des circonstances qui peuvent apporter quelque changement à son administration : en effet, n'est-il pas à craindre que bien des gens ne s'imaginent ne devoir prendre d'autres précau-

tions, & ne fe garantir d'autres
dangers, que de ceux dont j'aurois
parlé; ce qui donneroit lieu à
bien des maux, parce qu'il n'y
en a peut-être pas encore la moitié de prévus. Ne vaut-il pas
mieux prévenir les Lecteurs qu'il
faut beaucoup de fagacité, de
prudence & de connoiffance dans
le traitement des maladies, pour
adminiftrer ce reméde de façon
qu'il ne nuife à perfonne, &
qu'ils doivent avoir toujours préfent à l'efprit cet axiome, que
plus les remédes font efficaces,
plus il eft aifé & dangereux de
les mal adminiftrer. On trouvera
dans le Recueil d'Obfervations
quelques avis, quelques précautions importantes & néceffaires
à prendre avant d'adminiftrer le
fublimé; mais il ne faut pas les
regarder comme les feules, elles
ne doivent fervir que de preuves
qu'il en exifte bien d'autres,

g iv

comme l'on fait voir à un voya-
geur qui prend une route où il
y a bien des précipices ceux qui
sont les plus près, pour lui per-
suader qu'il y en a d'autres & qu'il
doit marcher avec précaution.

Toutes les précautions que l'on
à employées jusqu'à ce jour, n'ont
encore pu rendre le sublimé propre à tous les malades attaqués
de maux vénériens. Il en est
auxquels les gens sages, & à qui
la vie de leurs malades & leur
propre honneur sont chers, ne
le doivent pas donner. Ecoutons
M. Storck : « il se trouve des malades qui ne supportent pas le
sublimé corrosif ; tels sont ceux
dont la poitrine est séche ou échauffée, qui ont de la toux, le sys-
tême nerveux aisé à irriter, &
qui sont sujets aux hémorragies :
on ne peut faire prendre le subli-

mé à ces personnes sans leur causer du mal, quand même elles boiroient immédiatement après beaucoup de décoction. »

Quelques grands & quelques multipliés que soient les succès du traitement des maux vénériens par le Mercure sublimé corrosif, il ne faut pas croire que ce reméde ne manque jamais de guérir, même quand il est bien administré; il en est de ce médicament, ainsi que de tous les autres, sans en excepter même ceux qu'on nomme spécifiques; il ne ne réussit pas toujours. Ce n'est pas une raison de rejetter le sublimé, comme les cas où le quinquina n'a pas guéri des fiévres intermittentes, ne l'ont pas fait proscrire de la pratique; mais c'en est une pour discontinuer l'usage de cet antivérien, quand il ne guérit pas; & pour lui en substituer un autre, « il y

a, dit M. Storck, des maux vénériens que ce reméde pris intérieurement ne diffipe pas, & que
d'autres préparations mercurielles
guériffent : il eft venu à notre Hô-
Hôpital des gens qui avoient fait
ufage ailleurs du fublimé corrofif
pendant plufieurs mois, fans qu'il
fe fût fait aucun changement dans
leur état : je m'imaginai alors que
le reméde n'avoit pas été adminiftré convenablement, ou que
les malades ne s'étoient pas conduits comme ils le devoient pendant fon ufage. Je recommençai
le traitement avec beaucoup de
foin & les précautions néceffaires ; mais je ne réuffis pas mieux
que ceux qui avoient fait le premier, & je fus obligé d'avoir recours à d'autres remédes.

Ces faits nous préfentent un
problême qu'il feroit très-utile,
pour la pratique, que l'on pût
réfoudre, fçavoir, de trouver des

signes qui puffent fervir à diftinguer les malades que le fublimé
peut guérir, de ceux auxquels il
fera inutile. Si cette découverte
eft poffible, nous avons droit de
l'attendre des fçavans Médecins
de Vienne, qui ont fous leurs
yeux des Hôpitaux de vérolés,
& qui ont toutes les qualités qui
font les bons Obfervateurs.

Il eft extrémement important
d'avertir les malades , auxquels
on aura donné la folution de
Mercure fublimé corrofif, de ne
jamais paffer la dofe qui leur aura
été prefcrite , & de leur faire
envifager quel danger il y auroit
pour eux à ne pas fuivre à la
lettre l'ordonnance du Médecin.
Nous ne voyons que trop fouvent
des gens, qui fatisfaits du bien
que produit un reméde , en prennent beaucoup plus que nous ne

leur avons dit , croyant hâter par ce moyen leur guérison , & se font d'autant plus de mal , que le reméde , dont ils forcent les doses , est plus actif.

Quant on fait prendre le sublimé corrosif à des personnes étourdies , imprudentes , ou dont on peut craindre qu'ils ne se servent du médicament pour nuire à quelqu'un , il ne faut pas leur confier plusieurs doses du reméde , mais le Médecin , l'Apoticaire , ou toute autre personne prudente à qui le Médecin en donnera la commission , distribuera & fera prendre chaque dose. Si l'on prenoit cette précaution pour l'émétique , l'opium & quelques autres remédes très-violens , on préviendroit bien des accidens. Ceux qui ordonneront le sublimé étendu dans une pinte de boisson , comme nous le conseillons , obvieront à une

partie de ces inconvéniens , &
pourront , fans craindre, en confier telle quantité qu'ils voudront
à leurs malades , car peu de gens
fe détermineront à boire la quantité néceffaire pour en être incommodé , & il fera impoffible
qu'on s'en ferve pour faire du mal
à d'autres.

Si malgré les avis & les précautions des Médecins, ou par
méprife , quelqu'un prenoit affez
de folution de fublimé rapproché
pour qu'elle lui occafionnât des
accidens fâcheux , il faut auffi-
tôt recourir aux antidotes ; pour
peu que l'on tarde, le mal fera
fait & irréparable ; on doit, fans
perdre de tems, quand on a lieu
de foupçonner un pareil malheur,
faire prendre abondamment d'une
folution d'Alkali fixe ; l'acide du
fel marin , ayant beaucoup plus

d'affinité ou de tendance à se joindre avec les alkalis qu'avec le Mercure, quittera le Mercure pour s'unir à l'alkali fixe, & le sublimé corrosif se trouvera décomposé, & par conséquent sans action, comme sans qualité. Les principaux alkalis, & les plus faciles à trouver, sont le sel de tartre, soit le sel de tartre ordinaire, soit le sel de tartre qui est appellé extemporané, les cendres gravelées purifiées, le nitre fixé, l'huile de tartre par défaillance, l'alkaest de glauber, le sel fixe d'absinthe, de petite centaurée, de fumeterre, de chardon-bénit, de fresne, de geneft, de vigne, de tiges de feves, &c. En un mot, on employera le sel alkali fixe, qu'on pourra se procurer le plutôt ; on le fera fondre dans l'eau bouillante, & on en donnera à proportion de la quantité de sublimé corrosif qui aura été avalé, & suivant la violence des accidens.

Au défaut d'alkalis fixes, on pourra se servir d'alkalis volatils, comme l'esprit volatil de sel armoniac, celui de corne de cerf; mais on ne peut en prendre qu'une très-petite quantité étendue dans quelque liqueur. Les médicamens absorbans, pris en assez grande quantité, peuvent aussi être utiles : on se servira de ceux qu'on aura sous la main, yeux d'écrevisses, coquilles d'œufs, craye, corail préparé, &c.

On joindra à ces antidotes l'usage du savon fondu, des huiles par expression, du lait pour adoucir, relâcher.

Au défaut de toutes ces choses, on fera avaler beaucoup d'eau tiéde, dans laquelle on aura mis du beurre, ou que l'on aura fait bouillir avec des graines de lin, d'herbe aux puces, de coignasfier, le bled, l'orge, l'avoine, le ris, la gomme arabique & adragant, les racines de mauves, guimauves, lys, confoude, ou tout autre corps mucilagineux.

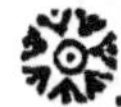

Il y aura fans doute des perfonnes qui feront étonnées de ne rien trouver ici fur la façon d'agir du fublimé corrofif, & fur la maniere dont il guérit les maladies vénériennes. Ce ne font ni les hypothèfes, ni les vraifemblances, ni des faits fur lefquels on puiffe les appuyer, qui nous ont manqué; car, qu'eft-ce qui ne peut pas faire un fyftême, en laiffant un peu carriere à fon imagination ? Et en eft-il, quelque abfurde qu'il foit, pour lequel on n'allégue des faits ? Mais nous croyons qu'une théorie doit s'offrir à l'efprit, fans qu'il lui en coûte la moindre peine, comme le réfultat d'un nombre infini de faits, & qu'il fuffit qu'il y ait un fait dont elle ne fournifle pas une explication fimple, naturelle, pour qu'on doive la rejetter: or, nous n'en connoiffons point encore qui ait ces qualités ; & comment y en auroit-il, nous n'obfervons que d'hier ? Au refte, les théories ne font point néceffaires pour le fuccès de notre Art, qui eft fondé fur l'obfervation, & ne peut fe perfectionner que par elle. On difpute encore fur la manier d'agir du nitre, du quinquina, de l'opium, du Mercure ; mais les habiles Praticiens font d'accord fur les momens où ils conviennent, & leur fuccès font très-fréquens. Qu'on me permette de le dire en paffant, il auroit été bien plus avantageux aux Sciences, que l'on eût été auffi réfervé à faire des fyftêmes, qu'on l'a été peu ;

car, indépendamment du tems
qu'ont perdu ceux qui les ont
faits, la plûpart ont servi à faire
faire bien des fautes funestes. Je
ne parle que des Théories dont
on fait quelque application dans
la Pratique, les autres sont des
Romans, dont la vérité importe
peu il suffit qu'elles plaisent.

D'après ce que j'ai dit ci-dessus,
on ne s'attend pas, sansdoute, à voir
ici la liste des maladies, contre lesquelles l'analogie peut faire croire que le nouveau reméde sera
utile ; l'attention que nous avons
eu à ne donner que des faits, ou,
tout au plus, les conséquences
qui en résultent, & les réflexions
qui sont dans l'article précédent,
doivent faire penser que nous ne
nous permettrons aucunes con-
jectures dont on puisse abuser.
Que l'on soit sur-tout en garde

contre l'analogie, fouvent elle trompe, & en Médecine les erreurs font quelquefois funeftes & toujours nuifibles. C'eft à ces hommes qui font honneur à leur Art & à l'humanité, à multiplier des faits, à les raffembler, à les comparer & combiner, enfin à fe rendre attentifs aux conféquences qui en découlent le plus immédiatement, pour fe frayer de nouvelles routes dans l'Art difficile de guérir.

La feule maladie à laquelle je fçache qu'on a étendu avec fuccès l'ufage de la folution de Mercure fublimé corrofif, eft l'engorgement des glandes, appellé humeurs froides, écrouelles. Il y a plufieurs maux de ce genre très-anciens, & qui avoient refifté à tous les moyens de guérifon ordinaire, que le nouveau reméde a fait difparoître. Nous avons encore une Obfer-

vation de la cure d'un cancer à
la mamelle, opéré par le moyen
de ce médicament, fous les yeux
du célèbre Profeffeur Gmelin:
mais une obfervation unique
prouve à peine pour un reméde,
& une guérifon, n'affure pas une
vertu à un médicament.

Cette grande réferve à faire
des effais, que nous paroiffons
vouloir infpirer, eft, dit-on,
nuifible au progrès des Arts;
elle ôte l'occafion de faire
des cures inefpérées, par des
moyens extraordinaires. Pour répondre à cet objection, il faut
examiner les avantages & les
défavantages des effais dans la
Pratique de la Médecine. S'il n'y
avoit que des gens fçavans, prudens, pleins d'honneur & amis
des hommes, qui pratiquaffent la
Médecine, il n'y auroit nul in-

convénient à les exhorter à faire
des essais ; il en résulteroit de tems
en tems des découvertes salutaires, & jamais d'accidens funestes ;
mais, malheureusement pour l'Art,
pour les honnêtes gens qui l'exercent, pour les malades, il y a
un très-grand nombre de personnes qui font la Médecine, sans
avoir les qualités du cœur &
toutes les connoissances qui sont
absolument nécessaires pour la
faire avec succès, ou du moins
de façon à ne mériter aucun re-
proche, dans le cas ou le mal
est au-dessus des moyens humains.

Lorsque de tels gens font des
essais de remédes actifs, & qu'ils
sont suivis d'événemens fâcheux,
il en résulte un second mal encore plus grand, parce qu'il est
général ; c'est qu'il se forme un
préjugé contre le médicament,
qui empêche les malades de le
prendre de la main des gens ha-

biles , qui le leur donneroient
avec fuccès. Ce n'eft pas là tout le
tort que font à la Médecine ceux
qui l'exercent fans la fçavoir , à
l'occafion des remédes nouveaux ,
& fur-tout des remédes très-
actifs. Quand on annonce un reméde nouveau , ou une nouvelle
vertu d'un reméde, comme il n'eft
point de ces efpéces de Médecins
qui ne fe hâte de faire prendre ce
reméde à tous les malades qu'il
regarde comme incurables, foit
qu'ils le foient réellement, foit
qu'ils n'aient pas guéri , parce
qu'on ne les a pas traité comme
il convenoit ; le nombre des maladies que chaque médicament,
même le plus actif, peut guérir,
eft beaucoup moins confidérable que celui des maladies
contre lefquelles il n'a aucune
vertu ; il doit donc arriver que
très-peu de ces effais réuffiffent,
& fur-tout les remédes étant mal

administrés. Ce défaut de succès
fait dire, & aux malades, & aux
Médecins, que le reméde dont ils
ont fait usage n'a pas de vertu ;
d'où il arrive que ceux-même à
qui il pouvoit être utile, refusent
de le prendre, ou le disconti-
nuent ; c'est pourquoi le quinquina, l'opium, l'émétique, &
tant d'autres remédes, malgré
leur vertu, ont été abandonnés
plusieurs fois ; c'est aussi la raison
de l'opposition de certaines gens
à user de ces remédes. Il est à
désirer que la même chose n'arrive pas à la ciguë qui est communément un excellent reméde
dans bien des cas ; mais que trop
de gens donnent mal-à-propos.
Je crois que l'on fera le
même souhait pour le sublimé,
quand on l'aura administré comme il convient pour en voir les
grands effets.

Telles sont les recherches &

les remarques que j'ai crû devoir
mettre à la tête du Recueil de
Cures faites avec le fublimé corrofif ; elles feront, je penfe, utiles
à ceux qui voudront l'employer
avec fuccès. Les Obfervations
que l'on fera dans la fuite nous
mettrons en état de faire une
hiftoire complette de ce médicament, en ajoutant à ce Mémoire la meilleure méthode de
l'adminiftrer, les cas où on doit
y apporter quelque changement,
les précautions dont il faut ufer,
en un mot, tout ce qu'il eft important d'obferver en faifant prendre ce reméde, pour qu'il ait le
plus grand fuccès.

Je n'ai point parlé de l'ufage
externe du fublimé corrofif,
n'ayant point affez d'obfervations
pour pouvoir donner fur ce fujet
des confeils falutaires. Je fçais que
des Médecins fages & éclairés
ont fait laver plufieurs fois le
jour

jour les maux vénériens externes avec la solution de sublimé corrosif, & que ces lotions ont paru très-bien faire ; mais je sçais aussi qu'il en est résulté plusieurs accidens ; & entre quelques inconvéniens de ce reméde, ce n'en est pas un médiocre que d'ôter un des moyens de reconnoître les progrès de la Cure, & le moment où on peut la croire complette, dans un traitement dont on ne sçait pas encore exactement quelles doivent être les bornes.

J'aurois crû offenser les Lecteurs judicieux & les célébres Praticiens, qui font usage du sublimé, que de supposer qu'on puisse objecter que ce reméde ne guérit point tellement les maux vénériens qu'on soit à l'abri des rechutes ou du renouvellement de la maladie au bout de quel

que tems. Cette accusation n'a
pas besoin d'une réfutation. La
réputation de science & de probité des Médecins qui ont remis
ce médicament en usage, & qui
l'ont substitué aux méthodes précédentes, est telle qu'on ne peut
croire qu'ils aient agi légérement
dans une affaire de cette importance; & ils n'auroient pas si
fort vanté & recommandé le sublimé comme un excellent reméde, s'il ne l'avoit pas montré par des effets constans & des
cures permanentes. La haute réputation, dis-je, des van Swieten,
des de Haen, des Pringle, le
grand nombre de Médecins de
tous les pays, qui ont suivi leurs
conseils & leur exemple, leur
attention à vérifier si ce qu'on
leur disoit du reméde étoit vrai,
tant pour leur propre intérêt &
honneur que pour le bien de
l'art & des malades, plus de huit
ans de l'usage continu & multi-

plié du fublimé, plus de dix mille malades qui ont été guéris avec ce reméde, enfin le filence même de l'envie & de la jaloufie ne font-ils pas plus que fuffifans pour ôter toute crainte de rechute. On oppofera toujours avec avantage à Turner, à Bromfield & à tous ceux qui feront intéreffés à décrier le nouveau reméde, ces paroles de M. de Haen.

» Nous avons la fatisfaction de voir que les cures, qui ont été faites les années précédentes, fe foutiennent conftamment, les maux qui ont été bien guéris la premiere fois, ne revenant que lorfqu'on y donne lieu de nouveau, en gagnant une feconde fois la vérole. «

S'il venoit à l'efprit des Lecteurs quelques difficultés importantes, je crois avoir réuni affez d'obfervations différentes & de réflexions pour qu'ils y trouvent la folution de la plus grande par-

tie, à l'exception de celles que
le tems n'a point encore décidé.

Fin du Mémoire.

N^a. *Je n'ai fuivi d'autre ordre,
dans l'arrangement des différentes
piéces du Recueil fuivant, que
celui des tems où elles me font
parvenues. Leur traduction, qui
eft libre, eft de différentes perfonnes, qui ont bien voulu m'é-
pargner une partie de la peine ;
ce que j'en ai comparé avec les
originaux m'a paru exact : c'eft
je crois tout ce qu'il faut en pareil cas. Le mérite qu'ajouteroit
une plus grande correction, dans
les Ouvrages de ce genre, eft
trop peu de chofe pour y employer
un tems pendant lequel on peut
s'inftruire. Auffi ai je été plus
occupé de raffembler des faits &
des réflexions utiles, que de la
façon de les préfenter.*

RECUEIL

D'OBSERVATIONS

Sur l'usage interne du Mercure sublimé corrosif, ou Piéces justificatives du Mémoire précédent.

N°.. I.

Lettre de M. van Swieten à M. Hundertmarck.

PERMETTEZ-MOI de vous dire, Monsieur, que l'usage interne du Mercure sublimé corrosif, administré avec prudence, n'est pas si dangereux que vous

A

le penſez. J'ai guéri par le moyen
de ce reméde des maladies très-
opiniâtres, & je n'en ai jamais vû
de mauvais effets. Pour convaincre
les incrédules de la vertu du ſublimé, j'ai raſſemblé dans un
Hôpital cent vingt-huit perſonnes
attaquées de maux vénériens des
plus mauvaiſes eſpéces; & je les
ai tous guéri, ſans qu'ils ayent
eu de ſalivation. Il y avoit pluſieurs de ces malades qui avoient
ſubi deux fois le traitement par
la ſalivation, ſans s'en trouver
mieux.

Voici ma méthode. Je fais fondre dans deux livres d'eſprit de
vin rectifié que l'on a retiré du
grain, je fais, dis-je, fondre
dans deux livres, qui font la pinte de Paris, douze grains de Mercure ſublimé corroſif; j'en donne
une cuillerée le matin & autant
le ſoir, & je fais boire, immédiatement après, une demi-livre,

c'eſt le demi-ſetier de Paris, d'une décoction chaude, faite avec de l'orge & de la racine de régliſſe, ou autant de toute autre décoction également adouciſſante & relâchante.

J'ai fait prendre ce reméde à pluſieurs perſonnes qui ſortoient tous les jours pour vaquer à leurs affaires ; car il ne produit pas d'évacuations ſenſibles, ſi ce n'eſt que quelquefois il procure des ſueurs, quand on garde la chambre. Eſſayez-le quand vous en trouverez l'occaſion favorable je vous promets qu'il produira des effets dont vous ſerez étonné. Aucun de mes malades n'a eu de ſymptomes fâcheux.

A Vienne le 20 Juillet 1754.

A ij

N°. II.

Lettre de M. van Swieten à M. Benvenuti.

J'AI reçu votre ouvrage, Monsieur, je l'ai lu avec plaisir, & je vous en fais mes remercimens comme je le dois.

Je fais un grand cas de l'usage du Mercure sublimé corrosif comme reméde interne ; mais il faut être très-prudent, quand on l'employe, sur-tout quand on le donne à sec, comme l'on dit, & même lorsqu'on l'applique sur la peau. Je n'ignore pas que tous les essais que l'on a fait n'ont pas été également heureux.

Si l'on fait fondre le Mercure sublimé corrosif dans l'esprit de froment rectifié, dans une telle proportion qu'il y ait dans chaque once de liqueur un demi grain de sublimé, & qu'on en faſſe prendre matin & ſoir à des adultes ou à des hommes faits, une cuillerée ou au plus deux cuillerées, en leur faiſant en même temps boire abondamment d'une décoction d'orge, ou de toute autre décoction adouciſſante, on verra que ce reméde a une grande vertu dans les maladies vénériennes & dans d'autres maladies qu'il eſt très-difficiles de guérir avec les remédes ordinaires. J'ai raſſemblé l'année derniere [1754] dans un Hôpital trois cent perſonnes attaquées de maux vénériens ; & ils en ſont tous ſortis parfaitement ſains, ſans qu'ils ayent éprouvé de ſalivation, & n'ayant point pris d'autres remédes que le ſublimé corroſif. J'ai vu les plus grands ſuccès produits par l'uſage d'une petite quantité de Mercure, mais que l'on avoit rendu très-actif & qui avoit été donné délayé dans beaucoup d'eau.

A Vienne le 8 Mars 1755.

N°. III.

Lettre de M. van Swieten à M. Benvenuti.

IL est à propos de continuer l'usage du Mercure sublimé corrosif, tant qu'il reste quelque symptome du mal vénérien. On peut prendre ce reméde sans danger, même pendant long-tems. J'ai vu une jeune Fille guérie d'un ulcere chancreux à la langue par l'usage de ce reméde qui fut continué pendant neuf mois, & sans qu'il en soit arrivé aucun accident.

Je défends de manger des alimens gras, salés, & sur-tout du

lard & je permets volontiers les bouillons, les légumes tendres, mais peu de viande.

J'ordonne une ptisanne faite avec l'orge & coupée avec un quart de lait, ou toute autre décoction adoucissante, relâchante. Dans les Hôpitaux les malades gardent la chambre. J'ai guéri des personnes qui alloient tous les jours par la ville, sur-tout dans le printems & l'été. Le mois dernier il est sorti de l'Hôpital deux cent personnes qui y avoient été guéries par cette méthode : il en entrera dans peu de jours trois cent autres. Je crois que vous pouvez vous attendre à avoir le même succès, puisque le premier Médecin de la Reine Douairiere d'Espagne, à qui j'avois indiqué ce reméde a guéri par son moyen pendant dix ans des maladies vénériennes opiniâtres & invétérées.

A Vienne le 12 Avril 1755.

A iv

N°. IV.

*Extrait d'une Lettre de M. van
Swieten à M. Morand.*

Voici la méthode suivant laquelle je traite actuellement la Vérole à Vienne.

Prenez Mercure sublimé corrosif, douze grains ; esprit de froment une fois rectifié, deux livres ; faites fondre le Mercure dans l'esprit de froment.

Le matin & le soir on donne une cuillerée de cette liqueur, en faisant boire beaucoup de ptisanne composée d'orge, de racine d'althea, de réglisse, &c. Les malades guérissent sans salivation, sans cours de ventre, sans souffrir. Il y a quelquefois des sueurs ; quelquefois les urines sont fort chargées.

L'année passée trois cent ont

guéri, cette année deux cent déja, & il y en a trois cent autres qui entreront dans peu de jours à l'Hô- pital pour fubir le même traite- ment. Le Médecin de la Reine Douairiere d'Efpagne m'a écrit qu'il l'avoit tenté avec fuccès en Efpagne.

A Vienne le 5 Avril 1755.

Nº. V.

Lettre de M. van Swieten à M. Silveftre.

MOnfieur Zohrer m'a remis, l'année derniere à fon retour de Londres, le premier volume des Recherches & Obfervations Mé- dicales, au nom de la Société des Médecins dont il eft l'ouvrage. J'en fais mes remercimens à la Société, je les lui aurois fait plu- tôt comme je le devois, fi le grand

A v

nombre de malades que j'ai eu,
ne m'eût empêché pendant long-
tems de lire ce Recueil très-utile
d'obſervations & de recherches.
J'y ai appris beaucoup, & de très-
bonnes choſes; & j'ai vu avec plaiſir que l'uſage du Mercure ſublimé corroſif dans le traitement des
maladies vénériennes réuſſiſſoit
en Angleterre. On peut continuer
l'uſage de ce reméde pendant
long-tems & avec ſécurité, ſi l'o-
piniâtreté de la maladie le demande.

Je me ſuis ſervi de ſublimé dans
quelques autres maladies, & ce
n'a pas été ſans d'heureux ſuccès.
Cependant il faut un plus grand
nombre d'expériences avant que
de rien aſſurer. Il m'eſt arrivé de
faire prendre le Mercure ſublimé
corroſif à un homme qui, outre
qu'il étoit attaqué de la Vérole,
avoit la cornée blanche & opaque
depuis pluſieurs années. Pendant

l'ufage du reméde l'opacité de la cornée fe diffipoit avec les fymptomes de la vérole, & elle eft devenue entiérement tranfparente. Ce fuccès m'a engagé à donner le même reméde à un jeune homme qui étoit refté aveugle à la fuite d'une ophtalmie qu'on avoit mal traitée. Les deux cornées étoient entiérement opaques, mais à mefure qu'elles acquirent de la tranfparence, je reconnus évidemment que les deux cryftallins devenoient plus opaques. Malgré cela je continuai le même traitement, & pendant long-tems, car il dura dix-huit mois; & il fut terminé par le plus heureux fuccès. J'ai été quelquefois obligé d'interrompre pendant une ou deux femaines l'ufage du reméde, lorfque l'ophtalmie commençoit à fe renouveller, & j'empêchois fes progrès par le moyen de la faignée, des bains, en occafion-

A vj

nant une diarrhée avec la décoction de tamarins , &c. Je faifois
baffiner continuellement les yeux
avec un remède compofé d'efprit
de fel ammoniac & de vinaigre
diftillé , mêlés jufqu'à parfaite faturation , & étendus dans de l'eau
de fureau ou de rofes.

On voit par cette obfervation
que le corps humain peut fupporter long-tems l'ufage du Mercure
fublimé corrofif , fans en fouffrir
aucunement. Car le jeune homme
qui a pris ce remède dix-huit
mois , jouit maintenant d'une
fanté parfaite , & jamais on n'a
trouvé de quoi fonder le moindre
foupçon de vérole.

Nous faifons ici beaucoup d'autres effais , & nous continuerons
d'en faire principalement à l'Hôpital dans lequel notre fçavant
collégue & ami M. de Haen pro-
feffe la Médecine clinique ou la
Médecine pratique au lit des ma-

lades. Il publie chaque année un volume qui contient un récit fidéle de ce qui s'eſt paſſé à l'Hôpital, des bons comme des mauvais ſuccès. En cas que ces ouvrages ne vous ſoient point encore parvenus, j'aurai ſoin de vous les faire tenir, ſi vous voulez bien me dire de quelle voie je puis me ſervir.

Peut-être pourrois-je vous les envoyer par la Hollande. Saluez, je vous prie, de ma part votre illuſtre Société, & croyez-moi tout à vous.

A Vienne le 3 Mars 1758.

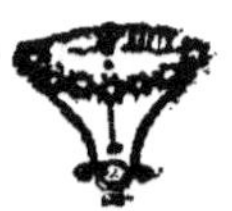

Nº. VI.

Extrait de l'Ouvrage de M. van Swieten qui a pour titre, Traité des maladies les plus communes dans les Armées, Vienne 1760. in-8°. Paris 1761. in-12.

ON traite les maladies vénériennes sans aucun danger par la méthode suivante.

On donnera le matin & le soir au malade une cuillerée de la préparation qui suit.

Prenez douze grains de sublimé corrosif; deux livres d'esprit de froment une fois rectifié ; mettez le tout dans un matras bien bouché , & laissez-l'y jusqu'à ce que le sublimé corrosif soit fondu de lui-même.

On donnera le matin & le soir au malade une cuillerée du remé-de décrit ci-dessus ; & il boira

chaque fois qu'il l'aura pris , une
livre de décoction d'orge , à laquelle on aura ajouté une troifiéme partie de lait. Cette même
décoction avec du lait pourra fervir auffi de boiffon ordinaire. Si
peut-être il étoit trop difficile de
fe procurer du lait , on pourra
pour l'ufage ci-deffus , lui fubftituer une décoction faite avec la
racine de guimauve & de régliffe
préparée comme il fuit.

Prenez deux onces de racines
de guimauve , faites - les bouillir
pendant une heure, dans fuffifante
quantité d'eau commune ; ajoutez vers la fin une once de régliffe coupée, & paffez la décoction.

Le fublimé corrofif adminiftré
de cette façon n'occafionne aucune incommodité aux malades. Il
procure aux uns des felles légeres;
mais rarement ; dans les autres il
agit par les urines & par les fueurs.

Au reste on peut en toute sureté
en continuer l'usage jusqu'à ce que
tous les symptomes du mal dispa-
roissent.

Si le temps est serein & l'air
tempéré, le malade peut sortir ;
mais il est mieux qu'il garde la
chambre pendant les temps froids
& humides.

Si le reméde paroît agir trop
lentement dans des sujets robustes,
& lorsque le mal est invétéré, on
peut en augmenter la dose jusqu'à
une cuillerée & demie matin &
soir. Si même au bout de quelques jours on s'appercevoit que
les symptomes ne diminuassent
point, on pourroit en donner au
malade matin & soir deux cuillerées, & ainsi en tout quatre cuillerées par jour.

On ne peut limiter le temps pendant lequel le malade doit prendre ce reméde. Souvent quand
le mal n'est pas violent, on le

guérit en trois femaines. La cure
eſt plus longue lorſqu'il eſt invétéré. Il eſt au reſte certain qu'on
peut en faire uſage pendant long-
tems, ſans avoir à craindre aucun
inconvénient.

On s'apperçoit que la maladie
obéit au reméde, lorſque les ulceres commencent à ſe nétoyer,
& qu'ils ſe cicatriſent. Lorſque
les parties corrompues des os s'en
ſéparent & tombent ; & lorſque
les tumeurs diminuent, ainſi que
les douleurs nocturnes.

Dans le régime du malade, par
rapport à ſa nourriture, il eſt bon de
lui donner des bouillons à l'orge, au
ris, à l'avoine, ou aux herbages tendres, des alimens maigres, du
laitage, & des fruits biens mûrs.

Les viandes graſſes & fumées,
ou ſalées ſont nuiſibles, & le lard
ſur-tout.

Il faut cependant faire la remarque ſuivante. Quelquefois la

falivation furvient après l'ufage de
ce reméde ; mais cela arrive rarement, & prefque uniquement à
ceux qui ont fait auparavant ufage
du Mercure, foit intérieurement,
foit extérieurement. Cependant
la falivation n'étant aucunement
néceffaire pour la guérifon, il faut
fufpendre l'ufage du reméde donc
il s'agit au moment qu'on apperçoit les fignes d'une falivation
prochaine.

N°. VII.

Extrait de la premiere partie de
l'Ouvrage de M. de Haen qui
a pour titre, *Ratio medendi in
Nofocomio practico, &c. Vindobonæ 1757, Parifiis 1761* *.

J'Ofe louer & recommander avec
fécurité l'ufage du Mercure fubli-

* Cet excellent Ouvrage fe trouve à Paris
chez Didot le jeune. Il y en a cinq Parties

mé corrofif, que je tiens ainfi que plufieurs autres remédes excellens du célébre van Swieten; je loue, dis-je, & je recommande l'ufage de ce médicament dans les maladies vénériennes, dans les reftes opiniâtres de ces maladies terribles, & les cas les plus défefpérés, contre les maux des yeux, de la veffie, de l'urethre, du gofier, contre cette maladie des jointures qui eft une efpéce de goutte, & qui empêche le mouvement de ces parties. Qui plus eft, l'ufage long-tems continué de ce reméde a parfaitement guéri dans plufieurs perfonnes la cornée, qui, après de longues & douloureufes inflammations de cette membrane, caufées par le virus vénérien, ou par une autre caufe, étoit devenue opaque, fans qu'on eût pu

d'imprimées : la fixiéme & la feptiéme font fous Preffe. M. de Haen en donne une chaque année.

par aucun autre reméde guéri
cette maladie.

Nº. VIII.

*Extrait de la seconde partie de
l'Ouvrage qui a pour titre,
Ratio medendi, par Monsieur
de Haen.*

§. 1.

LE Mercure sublimé corrosif,
donné dans l'esprit de froment, est
un reméde incomparable, dont je
me sers dans beaucoup de cas
sur le témoignage du célèbre van
Swieten.

Je fais fondre six grains de sublimé dans une livre ou chopine
d'eau. Les malades en prennent
deux cuillerées par jour ; quelquefois nous en donnons une cuillerée, trois & même quatre fois le
jour, lorsque nous voyons que le

malade le supporte bien, & quand
le mal eſt opiniâtre ; en obſervant
de faire boire tous les jours au
malade deux & trois livres de
quelque décoction adouciſſante &
relâchante, faite avec la racine
d'althæa ou guimauve, de bardane, ſouvent même de l'eau pure
avec autant de lait, & tous les
quatre jours de le purger le matin
avec cinq pilules compoſées de dix
grains d'extrait de catholicum,
cinq grains de ſcammonée, cinq
grains de réſine de jalap, & la
quantité ſuffiſante d'eſprit de vin
pour faire cinq pilules. Il n'y a
point de purgatif plus doux & qui
ait moins de danger dans les ma-
dies chroniques, pour quelque
tempéramment que ce ſoit. Il eſt
preſque incroyable combien de
malades dans l'Hôpital, & plus
encore dans la Ville & les Faux-
bourgs recouvrent leur ſanté &
la conſervent par le moyen du

Mercure fublimé corrofif , foit
qu'ils foient attaqués de maux vénériens , foit qu'ils ayent d'autres maladies chroniques de différentes efpéces.

§. 2.

L E Mercure fublimé corrofif a
parfaitement guéri dans l'efpace
de fept mois un jeune homme,
d'une taye qui obfcurciffoit les
deux cornées, & la cornée tranfparente toute entiere , maladie
qu'avoit produit la chaffie ou le
larmoyement qui duroit depuis
long-tems à un haut dégré , que
l'on avoit négligé, & qu'on n'a-
voit point traité comme il falloit. On n'a employé d'autres
remédes avec le fublimé corrofif,
que des herbes & des fleurs dif-
cuffives ou réfolutives , cuites
dans le vin , que l'on a appliqué fur les yeux. Il n'eft refté

après ce traitement qu'une légere tache à l'œil gauche ; pour le droit il eſt devenu net au point que ce jeune homme peut lire tout ce qu'on lui préſente , écrire vîte , enfin gagner ſa vie par ſon travail.

§. 3.

Un homme portoit ſur toutes les parties de ſon corps des marques de la vérole ; & il lui étoit reſté à la cornée de l'œil droit , à la ſuite de phlyctenes , une excroiſſance charnue , épaiſſe.

Le Mercure ſublimé corroſif l'a guéri ſi parfaitement dans l'eſpace de trois mois de la vérole , & de l'ongle ou excroiſſance à la cornée , qu'il ne reſtoit pas à la fin de ce tems apparence du mal.

§. 4.

Un homme qu'une vérole très-ancienne avoit tellement maltrai-

té, que la goutte vénérienne, les
anchyloses, les paralysies, les tumeurs, les ulceres le tenoient au
lit depuis six mois, a été rétabli par
le moyen du Mercure sublimé corrosif, au point qu'après avoir commencé par mouvoir lentement les
membres, il s'est enfin trouvé en
état de faire, comme avant sa maladie, presque tous les mouvemens que fait d'ordinaire un homme qui est sain & vigoureux, sinon
qu'il n'avoit pas le mouvement
des doigts facile, vif.

§. 5.

UN homme étoit attaqué depuis long-tems de la vérole, qui
l'avoit extrêmement maigri. Elle
avoit si horriblement rongé la
vessie que cet ulcere formoit une
tumeur considérable dans l'intérieur de l'intestin Rectum, &
occasionnoit au malade des te-
nesmes

nefmes ou épreintes continuelles.
Ce n'étoit que par le moyen d'une
fonde qu'il urinoit, & fes urines
étoient remplies de pus. Cet
homme avoit auffi souffert cruelle-
ment d'une goutte vénérienne. Le
traitement avec le Mercure fublimé a fait difparoître entiérement
en trois mois tous les fymptomes
vénériens qu'il avoit, & l'a rétabli en parfaite fanté : quoiqu'il
y ait déja cinq mois qu'il a dif-
continué tout reméde, à l'exception du lait, il fe porte très-
bien.

N°. IX.

Extrait de la troifiéme partie du
Ratio medendi *de M. de Haen.*

LE Mercure fublimé corrofif
diffous à la quantité de fix à fept
grains dans une livre d'efprit de
froment, a été extrêmement utile

à nos pauvres cette année comme
les années précédentes.

Nous avons un catalogue très-
confidérable des cures les plus heureufes de gens qui avoient befoin
de ce reméde pour être guéris de
maux vénériens , comme gonorrhée , opacité de la cornée ou autres maladies des yeux , plufieurs
efpéces de furdité , ulceres malins
aux jambes , ulceres des lévres fi
rongeans qu'ils confumoient entiérement le frein de la lévre , le
nez , les cartilages du nez , & d'autres maux qui avoient le plus mauvais caractere.

Je leur ai diftribué cette année
deux onces de Mercure fublimé,
corrofif avec cent trente-neuf livres d'efprit de froment.

A peine ce reméde a-t-il occa-
fionné deux fois la falivation ,
encore a-t-elle été légere , & à
peine avoit-elle commencé qu'elle
a été arrêtée,

2°. En examinant plusieurs des gens qui ont été guéris les années précédentes, j'ai eu le plaisir de voir qu'ils continuoient de jouir d'une bonne santé.

N°. X.

Extrait de la quatriéme partie du Ratio medendi *de M. de Haen.*

LE Mercure sublimé corrosif dissous dans l'esprit de grain, dont nous avons employé une très-grande quantité dans l'Hôpital, continue de faire des cures étonnantes : & nous avons la satisfaction de voir, que celles qui ont été faites les années précédentes, se soutiennent constamment ; les maux qui ont été bien guéris la premiere fois, ne revenant que lorsqu'on y donne lieu de nouveau, en regagnant la vérole.

Cette année nous avons traité

heureusement plusieurs gouttes
sereines, ou paralysies du nerf
optique, commençantes, des excroissances aux yeux, des tayes,
d'anciens ulceres aux narines, aux
lévres.

N°. XI.

Extrait d'une Lettre de M. de
Haen, à M. le Begue de Presle
en Décembre 1761,

. . . . Tout ce qu'on vous
a dit, Monsieur, des mauvais
effets & des suites fâcheuses de
l'usage du Mercure sublimé corrosif suivant la méthode que
nous pratiquons ici, est absolument opposé à la vérité. Tout
faux bruit a ordinairement encore
quelque vraie source ; mais pour
celui-ci, je ne lui en connois aucune. Je vuide un bon tonneau
par an de cet esprit avec le subli-

mé , & je vous protefte fincére-
ment , qu'en confcience j'en dois
continuer les louanges que j'en
ai données dans mes Ouvrages,
&c.

N°. XII.

Extraits du fecond volume de
M. Storck , qui a pour titre :
*Ant. Storck Annus Medicus ,
Vindobonæ 1759. in-8°.*

§. I.

LEs remédes ordinaires n'ayant
pu guérir quelques perfonnes attaquées de maux vénériens , d'ulceres opiniâtres qui rendoient per-
pétuellement & en abondance
une férofité claire , je leur fis
prendre le fublimé corrofif , & la
décoction de bardane , qui corri-
gerent l'acrimonie ou l'acreté ca-

chée dans la maffe des humeurs, la chafferent du corps, & confoli- derent les ulceres.

Lorfque les bubons vénériens n'ont pu être refous ou fondus, ni amenés à fuppuration, j'ai em- ployé le fublimé corrofif, au moyen duquel ils fe font diffi- pés infenfiblement, fans qu'il y ait eu d'évacuation remarquable. Ce même reméde a produit d'ex- cellens effets dans prefque tous les cas vénériens.

§. 2.

Quelques-uns de ceux qui avoient une efpéce de galle féche & crouteufe, n'ayant pu être gué- ris par les remédes ordinaires, je leur ai fait prendre matin & foir une demi-once d'efprit de fro- ment, ou eau-de-vie de grain, dans une livre de laquelle on avoit fait fondre fix grains de Mercure fublimé corrofif.

Il se fit en peu de jours par l'usage de ce reméde un grand changement en bien , & enfin ces malades revinrent en parfaite santé.

§. 3.

Il y a eu à mon Hôpital plusieurs malades dont toutes les articulations , tous les os des extrémités & de la tête étoient ulcérés , qui avoient dans les parties molles des ulceres putrides & profonds , & dont le tissu graisseux corrompu tomboit par morceaux, ils répandoient même à une assez grande distance une odeur qu'on ne pouvoit supporter.

Quelque horrible , quelque fâcheux qu'ait été l'état de ces malades , ils ont cependant été tous guéris au moyen du sublimé corrosif & des décoctions des bois sudorifiques qu'on coupoit avec un tiers de lait frais.

B iv

Plusieurs de ces malades avoient n
été précédemment traités par la l
salivation, mais sans en recevoir l
aucun soulagement : cette métho- c
de même les avoit affoibli, & x
avoit vitié leurs humeurs.

On voit par-là combien est f
grande la vertu de ce reméde, & x
quelle est son efficacité.

Nº. XIII.

Lettre de M. Sanchez à M. Gmelin.

V Ous trouverez ici la descrip-
tion des remédes par le secours
desquels j'ai vu guérir parfaitement un cancer au nez qui avoit
déja pénétré jusqu'aux os, & qui
s'étoit étendu jusqu'à ceux de la
pommette.

M. Nitch, auquel j'ai fait part
de la méthode que je vous envoye, l'a employé pour ce malade pendant trois mois, à la

fin defquels il s'eft trouvé entiérement guéri. Ne craignez rien de
fon ufage, fi vous obfervez les précautions que vous trouverez ici.
C'eft de cette maniere que je
m'en fuis fervi plus de vingt fois,
avec le plus grand fuccès, dans
des maladies vénériennes. Toute la méthode fe réduit à ceci ;
prenez quatre grains de Mercure
fublimé corrofif ; quarante-huit
onces d'efprit de vin ; faites fondre le fublimé dans la liqueur, &
les mêlez le plus exactement qu'il
eft poffible.

Le malade doit prendre tous
les jours une once de cette liqueur
le matin, & une once le foir ;
il boira par-deffus fix onces d'une
décoction chaude faite comme il
fuit : prenez racine de falfepareille, quatre onces ; racine de
guimauve, une once ; bois de
faffafras, un gros ; mettez dans
deux pintes & demi-feptier d'eau ;

laissez pendant deux heures à un
feu doux, dans un vaisseau fermé,
passez la décoction. Le malade
boira six onces de cette décoction, après avoir pris la solution
de sublimé dans l'esprit de vin.

Il faut qu'il soit dans le lit de
façon à provoquer la sueur, le
corps restant toujours couvert pendant le tems de la transpiration,
& le col, la tête, les oreilles étant
bien garanties du froid, sans quoi
il survient de la toux, du dévoiement, des douleurs de tête terribles.

N°. XIV.

Lettre de M. ALVAREZ à M. DE LA FAYE.

POUR répondre à la demande
que vous m'avez faite, Monsieur,
si à Lisbonne on faisoit usage dans
les maladies vénériennes du Mer-

cure sublimé, suivant la méthode
que toute l'Europe attribue au
Docteur VAN SWIETEN, voici
tout ce que je puis avoir l'honneur de vous présenter sur cet article.

Il y a cinq ans qu'étant encore
à Lisbonne, je rencontrai par hazard un livre *in-8°.* ayant pour
titre : *Nouveaux Mémoires sur
l'état présent de la grande Russie,*
Tom. II. imprimé en 1725. à
Amsterdam, sans nom d'Auteur;
où il est dit en parlant de la Sybérie, pag. 161. *Mais les Moscovi-
tes se servent de remédes beaucoup
plus violens & plus dangereux ;
car dans les maladies vénériennes
ils prennent du Mercure sublimé,
sans aucun véhicule, ou dans de la
bouillie aigre, ou dans de la soupe
faite avec du gruau d'avoine.*

Telle est la premiere notion
que j'ai eue de l'usage du sublimé pur, parmi les Russes. Je re-

gardai ce reméde comme trop
violent pour le tenter dans le climat de Lisbonne ; mais six ou sept
mois après que j'eus copié ce paffage , M. L A U G H I E R , Médecin
de Vienne , qui avoit demeuré à
Lisbonne en qualiré de Médecin
de notre Reine , écrivit au Docteur W A D E , sçavant Médecin
Irlandois, résident à Lisbonne, que
M. v a n S w i e t e n *avoit décou-*
vert les utilités merveilleuses du
Mercure sublimé dans lesdites ma-
ladies , en le priant de communiquer ce reméde aux Médecins &
Chirurgiens Portugais , ce que le
Docteur W A D E ne manqua pas
de faire.

On a tenté ce reméde à Lisbonne : quelques malades ont été
guéris par son usage , & je n'ai
point appris qu'il ait été mortel
à aucun , mais comme je redou-
tois une telle drogue , je crus,
avant même d'en parler à aucun

de mes Confreres , devoir confulter à ce fujet le Docteur
SANCHEZ.

Il m'écrivit de Paris à Lifbon-
ne , que M. VAN SWIETEN n'é-
toit pas l'inventeur de l'ufage intérieur du fublimé corrofif dans
les maladies en queftion , & dont
il s'attribuoit mal-à-propos la gloire , qu'il (M. SANCHEZ) ne fe
foucioit pas de revendiquer , mais
qu'il le lui avoit communiqué
en lui écrivant de Péterfbourg à
Leyde en 1742 , 1743 & 1744 ;
que c'étoit auffi à fon inftigation
que le Docteur SCHREIBER avoit
fait ufage de ce reméde dans
l'Hôpital de Péterfbourg ; que le
fublimé , pour être utile , demande à être adminiftré avec méthode , fans quoi il eft pernicieux ,
que la dofe eft la quatriéme partie
d'un grain dans de l'eau-de-vie
de froment , ou d'orge. Cette
Lettre eft datée du 2 Janvier 1758 :

Comme je quittai Lisbonne au
mois de Février suivant, il ne me
fut pas possible de suivre le résul-
tat des cas où l'on appliqua ce
reméde.

Etant venu à Paris, le Docteur
SANCHEZ m'a confirmé les dangers que courent ceux qui font
usage du sublimé, même dans un
bain de vapeur, comme c'est la
méthode des Russes; qu'un Chirurgien venant de Sybérie à Pétersbourg lui avoit parlé le premier
de ce reméde, qui étoit usité en
Sybérie; que c'étoit sur les mer-
veilles que ce Chirurgien lui en
avoit raconté, qu'il avoit engagé
le Docteur SCHREIBER à l'employer dans l'Hôpital.

Quelque chose de plus, c'est
que M. SANCHEZ m'a montré
plusieurs Lettres que M. VAN
SWIETEN lui avoit écrites de
Leyde à Pétersbourg, de l'une
desquelles il m'a laissé copier le

paſſage ſuivant : *il faut toujours attendre à voir la ſuite de tous les nouveaux remédes , car ils tombent quelquefois. Pour votre ſublimé , je vous en réitére mes remercimens. Je m'en ſuis ſervi utilement : A Leyde , 28 Avril* 1747. *Totus tuus.* Signé, VAN SWIETEN.

Nous voilà certains que M. van Swieten n'eſt pas l'inventeur de l'application du ſublimé , quoiqu'un Médecin Italien ait publié une Lettre de M. VAN SWIETEN qui pourroit le faire croire.

Il n'y a pas ſix mois que j'ai trouvé dans un livre Anglois intitulé : *The modern part of an univerſal Hiſtory*, vòl. IX. pag. 10. que les Japonois font fréquemment uſage du Mercure ſublimé dans une certaine liqueur fort eſtimée.

Voilà , Monſieur , tout ce que j'ai extrait des livres de différentes Nations ſur l'hiſtoire de ce

reméde ; & j'ai mandé tout cela
à quelques-uns de mes Confreres
à Lisbonne , qui , je suis sûr,
le publieront.

A Paris , 26 Janvier 1762.

N°. XV.

Observations de M. Guering.

§. I.

M. Guering, Médecin d'un
Hôpital à Strasbourg, a éprouvé
dans le traitement de quatre malades l'efficacité du reméde de
M. van Swieten, pour guérir les
maladies vénériennes.

Un homme qui avoit gagné la
vérole étant à l'armée , l'ayant
à son retour communiqué à sa
femme , ils ont été l'un & l'autre
guéris en quatre semaines par le
moyen du Mercure sublimé corrosif.

§. 2.

LE même Médecin a vu un Capitaine, qui souffroit beaucoup d'une galle vérolique, guéri en six semaines avec le secours de ce reméde.

§. 3.

M. Guering a encore guéri une petite fille qui avoit la vérole en lui faisant prendre ce reméde pendant trois semaines.

N°. XVI.

Observations de M. Ottmann.

§. 1.

M. OTTMAN, Médecin célèbre de Strasbourg, entreprit la guérison d'une femme qui avoit un tempéramment sanguin, âgée environ de vingt-quatre ans, & dont

le genre de vie donnoit lieu à
des foupçons : elle avoit des fleurs
blanches d'une mauvaife efpéce.
Le Médecin lui ordonna les décoctions des bois fudorifiques, des
teintures alcalines, balfamiques,
& des pilules compofées à la maniere de Barbaroffa ; mais il lui
fit prendre tous ces remédes fans
aucun fuccès pendant trois mois.
Les aftringens dont on a coutume de fe fervir en pareil cas,
ayant été auffi mis en ufage, la
maladie n'en reçut aucune dimi-
nution ; enfin le prudent Médecin
eut recours au reméde de van
Swieten. Lorfque la malade en
eut fait ufage pendant fept jours,
il lui furvint un dévoiement ; &
en même temps l'écoulement de
la matrice ceffa totalement.

§. 2.

M. OTTMANN a éprouvé que
l'on pouvoit donner avec fuccès

la diſſolution de Mercure ſublimé corroſif dans l'eſprit de vin,
dans les cas du vers ſolitaire. En
effet il a obſervé que, par le
moyen de ce reméde, un jeune
homme fréquemment tourmenté
par les ſymptomes du ver ſolitaire, en avoit rejetté un mor-
ceau long de pluſieurs aulnes.

§. 3.

M. Ottmann a eu le plaiſir
de voir recouvrer la ſanté à une
fille âgée de dix-huit ans, dont
le viſage & tout le corps étoient
depuis plus d'une année gâtés par
une galle farineuſe, chronique,
avec le ſeul ſecours du Mercure
ſublimé, qu'elle prit pendant quelques ſemaines.

Nº. XVII.

Observations de M. Mofeder.

§. 1.

UN homme, âgé de 55 ans, gras & d'un tempéramment fanguin, mélancholique, fouffroit depuis plufieurs années des douleurs vagues, rhumatifmales & goutteufes. Vers la fin du mois de Septembre 1760, il reffentit une douleur tenfive & lancinante au côté gauche, qui s'étendoit le long du femur, du tibia & du pied. Au bout de quelques femaines il parut fous la peau de la partie antérieure & inférieure de la cuiffe, une tumeur qui avoit trois travers de doigt de hauteur, & qui acquit en peu de tems une confiftence femblable à celle des concrétions appellées tophacées,

cette tumeur s'étant ensuite étendue jusques sur la rotule, les différens mouvemens de la jambe qui
se font par le moyen de l'articulation du genou devinrent impossi-
bles par l'immobilité de ces parties.
Le malade ne marchoit qu'avec
la plus grande peine dans la chambre, il ne pouvoit point marcher
sur un terrein inégal & raboteux,
& il lui étoit encore moins possible de monter un escalier. Il
se forma une semblable tumeur
tophacée au coude du bras droit,
qui empêcha également la flexion
du bras ; enfin il s'éleva au milieu
du front une tumeur haute d'un
demi pouce, de la largeur d'un
écu ; la base étoit ronde, elle se
terminoit en une pointe émoussée
ou obtuse, & elle ressembloit parfaitement à de la corne par sa
dureté & son insensibilité. Cet
homme avoit fait usage, mais sans
aucun succès, de différens médi-

camens réfolutifs & fondans, tant
internes qu'externes, lorfqu'il me
confulta. Je lui confeillai de prendre le matin & à quatre heures
après dîné, une cuillerée de Mercure fublimé corrofif, diffous dans
l'efprit de vin fuivant la méthode
de M. van Swieten, en obfervant
de boire après une livre ou chopine d'infufion de fleurs de bouillon blanc. Je lui recommandai
en même temps de refter au lit
le matin, pour y attendre une
douce moiteur ou tranfpiration,
& de fe tenir le jour dans une
chambre échauffée.

Le traitement fut commencé
le trois du mois de Décembre,
ce jour le malade prit un demi-
gros de pilules mercurielles faites
avec le Mercure doux, ce qui
débarraffa les premieres voies.
Le quatre Décembre, le malade
prit pour la premiere fois une
cuillerée de la diffolution de Mer-

cure, & il rendit à trois reprises par le vomissement, une matiere visqueuse, bilieuse.

Le lendemain il ne vomit qu'une fois, mais il fit trois selles bilieuses. Pendant tout le reste du temps que dura le traitement, il se trouva bien, son appétit qui s'étoit dissipé précédemment, augmentoit de jour en jour, les secrétions & les excrétions se faisoient comme il faut, & le matin à son réveil le malade rejettoit par l'expectoration, ou au moyen des crachats, beaucoup de pituite visqueuse, sans qu'il y eût aucune apparence d'inflammation ni de tumeur dans la bouche ou dans le gosier. Le malade fut purgé de nouveau à la fin de la premiere & de la troisiéme semaine avec des pilules mercurielles.

Six onces de dissolution de Mercure sublimé, prises en huit jours suffirent pour rendre les tumeurs

tophacées, molles, & dix-huit
onces prifes en trois femaines,
les fondirent entiérement & les
diffiperent de façon qu'au bout de
ce tems, cet homme avoit recouvré fa fanté; & non-feulement il
pouvoit fléchir fon bras & marcher facilement; mais il a été en
état de fupporter toutes les vi-
ciffitudes & les injures de l'air
pendant l'hiver.

§. 2.

Un jeune homme de vingt-trois
ans d'un tempéramment fanguin,
bilieux, ayant été guéri mal-adroi-
tement d'une gonorrhée par des
remédes aftrigens, fut attaqué d'inflammation au gofier, de douleurs
lancinantes avec fentiment d'éro-
fion aux amigdales, à la luette &
au pharinx, la faignée répétée &
l'ufage convenable des remédes
appropriés aux accidens, diffipé-
rent

rent à la vérité l'inflammation,
mais les autres fymptomes ne furent que moins violens ; & ils
durerent opiniâtrement pendant
neuf mois, & plufieurs fois ils re-
doublerent avec une grande violence, fans qu'aucune caufe externe remarquable y eût donné
lieu, & ils occafionnerent au malade une extrême difficulté d'avaler. Pendant ce temps-là même
on ne voyoit aucune apparence de
tumeur, d'inflammation & d'éro-
fion dans les parties qui étoient
affectées. Cela me faifant foup-
çonner qu'il y avoit un virus vénérien caché dans le fang de ce
jeune homme, je lui prefcrivis
le Mercure fublimé corrofif, diffous dans l'efprit de vin, felon la
méthode de van Swieten ; je lui
ordonnai d'en prendre une ou deux
cuillerées matin & foir, & de
boire chaque fois par-deffus deux
livres ou une pinte d'une décoc-

C

tion d'orge. Le traitement fut
commencé le 20 Janvier 1761,
depuis ce jour jusqu'au 18 Février,
le malade a pris deux livres de la
diſſolution de Mercure ſublimé
par le moyen de laquelle il a recouvré une parfaite ſanté.

Ce jeune homme découvrit enfin dans ce moment la vraie cauſe
de ſa maladie, mais comme il étoit
fermement perſuadé qu'il ne pourroit guérir que par le moyen du
mercure, & qu'il ne ſçavoit pas
quel étoit le reméde qu'il avoit
pris, parce qu'on lui en avoit caché
le nom, je lui fis prendre pendant huit jours, matin & ſoir,
trois grains de panacée mercurielle, ce qui lui guérit l'imagination ſeulement, le corps l'ayant
été précédemment & étant alors
parfaitement ſain.

§. 3.

UN enfant âgé de dix ans, qui

depuis plus d'un an avoit tout le corps, à l'exception du visage, couvert d'une galle humide que tous les remédes n'avoient pû faire passer, fut guéri radicalement par six grains de Mercure sublimé corrosif, dissous dans une livre d'eau & édulcorés avec deux onces de syrop violat dont il prenoit une cuillerée matin & soir.

§. 4.

U N enfant de neuf ans, né écrouelleux de parens qui avoient la même maladie, a éprouvé & éprouve encore aujoud'hui des effets du Mercure sublimé corrosif qui font au-dessus de tout ce qu'on peut dire en faveur de ce remède.

Cet enfant a déja souffert plusieurs fois l'extirpation des glandes du col, qui étoient devenues scrophuleuses, enflammées & ul-

cérées, mais depuis trois femaines
qu'il fait ufage de Mercure fublimé, diffous dans l'eau pure, il n'a
plus à redouter les inftrumens, ou
le fer. Les glandes fcrophuleu-
fes & livides qui fe font en partie
fondues, & en partie ramollies,
& qui font diminuées de volume,
nous donnent de juftes efpérances
que cet enfant fera bientôt guéri
d'une fi cruelle maladie par le
moyen de ce reméde que j'ofe
appeller divin.

N° XVIII.

Obfervations de M. Ziegenhagen.

UNE fille qui étoit devenue
groffe & avoit gagné la vérole en
même tems, avoit des puftules vénériennes répandues çà & là fur
tout le corps, à la tête, fous les
aiffelles, au bras, aux mammelles,
&c. Les parties génitales externes

étoient extrêmement gonflées, & leurs bords étoient en partie cal- leux, & en partie ulcerés. Il y avoit à leur partie inférieure un ulcere confidérable de la longueur & de la largeur de deux pouces, qui s'étoit prolongé jufqu'au pé- rinée. Il fortoit de cet ulcere un ichor très-puant, en affez grande abondance, & avec des douleurs extrêmes, qui faifoient que la malade fouffroit beaucoup étant affife.

Un Chirurgien employa pen- dant affez long-tems les frictions pour guérir cette fille; mais ce fut fans fuccès. Ce reméde pro- duifit, à la vérité, la falivation, & la malade reffentit les cruelles douleurs & les effets qui accom- pagnent d'ordinaire ce traitement. Mais il n'y eut pas un feul fymp- tome de fon mal qui en fût di- minué.

Cette malheureufe fille eut alors

recours à M. Ziegenhagen, Chirurgien expérimenté, qui crut
qu'il ne pouvoit employer qu'un
traitement très-doux, à cause de
la grossesse qui dès-lors étoit de
six mois. Il commença par la purger plusieurs fois, avec des médecines composées de manne & de
rhubarbe ; ensuite il lui fit prendre
matin & soir trente gouttes de
teinture d'antimoine tartarisée
dans une décoction faite avec la
racine de chiendent, de fraisier,
de squine, de salsepareille, & un
peu de semence d'anis : cette décoction servoit aussi de boisson
ordinaire.

Lorsqu'elle eut fait usage de
ces remédes pendant dix à douze
jours, on lui donna de l'essence
mercurielle, avec une décoction,
où entroient la racine de salsepareille, celle de squine, l'antimoine crud, le crystal minéral
& le senné. Ce traitement fut

continué pendant cinq femaines.
On ne manqua pas d'employer
extérieurement les remédes balfamiques, mais il y en avoit très-
peu qu'elle pût fupporter, à caufe
de l'extrême fenfibilité des parties
malades. Non-feulement c'étoit
fans fuccès qu'on faifoit ufage de
tous ces remédes, mais même le
mal augmentoit tous les jours ; les
lévres des parties génitales dur-
ciffoient & fe gonfloient de plus
en plus ; l'ulcere déja confidérable qui étoit au périnée le devint
encore davantage, & fi douloureux qu'il ne fut plus poffible dans
la fuite à cette fille de s'affeoir.
M. Ziegenhagen eut alors recours
au Mercure fublimé corrofif, dont
on fit fondre deux grains & demi
dans cinq onces d'efprit de vin.
La malade ayant été purgée, on
lui fit prendre une cuillerée de la
diffolution de fublimé avec une
décoction d'orge ; ce qui produifit

C iv

un vomiſſement de matiere fœtide.
On réitéra la même doſe qui fut
ſuivie du même effet. Ces violentes ſecouſſes qu'éprouvoit tout le
corps, occaſionnerent des mouvemens, de l'agitation de la part
du fœtus ; & on craignoit beaucoup que la mere n'avortât. Tout
cela ne détourna cependant pas le
Chirurgien prudent d'employer ce
reméde, mais il ne lui fit prendre qu'une demi-cuillerée de la
diſſolution étendue dans une grande quantité de la décoction, &
il lui preſcrivit de boire par-deſſus
un bouillon de viande : avec ces
précautions il ne ſurvint plus aucun des accidens précédens, &
on continua avec ſécurité l'uſage
de ce reméde. Huit ou dix jours
après le commencement de ſon
uſage, les douleurs ceſſerent,
les puſtules tomberent en croutes
ou en écailles, l'ulcere du périnée, ſur lequel on n'appliquoit

que l'huile d'hipericum ou mille-
pertuis, fut guéri au bout de trois
femaines ; enfin le Chirurgien eut
le plaifir de voir cette fille en
parfaite fanté après quatre femaines de l'ufage du mercure fublimé.

N°. XIX.

Obfervations de M. Erhmann.

§. 1.

UNE femme de mauvaife vie,
âgée environ de vingt-quatre ans,
avoit au mois de Mai 1761, la
galle, des poireaux vénériens, la
galle aux paupieres, des aphtes &
des ulceres aux gencives & au
gofier.

Cette femme ayant été mife à
l'Hôpital, dans lequel on traite gratis ou aux frais du public ceux qui
font attaqués de maux vénériens,
le Médecin ordonna le reméde

C v

de van Swieten. A peine y avoit-
il sept jours qu'elle en faisoit usage, que sa santé se rétablit, au
point que toutes les fois qu'elle
sortoit de son lit, on pouvoit ra-
masser des poignées d'écailles ou
croutes qui s'étoient détachées du
corps.

Au bout de seize jours, elle se
trouva parfaitement guérie par le
moyen du sublimé corrosif & sans
salivation, de la galle, des pustules & des ulceres ; elle a maintenant le corps propre, elle est gaye
& marche facilement. *

§. 2.

U n Boulanger âgé de vingt-
cinq ans, qui avoit la vérole, fut
apporté le 7 Août de cette année
à l'Hôpital public ; il offroit un
spectacle affreux, son corps sem-
bloit, pour ainsi dire, un cada-
vre ; il étoit tout couvert d'ul-

ceres confidérables ; il y en avoit
à l'os frontal, aux clavicules, au
sternum, à l'humerus, aux os in-
nominés ; dans quelques endroits
les os paroissoient à découvert ; en
un mot il étoit dans un si triste
état qu'il ne pouvoit ni se tenir
sur les jambes, ni marcher, ni
mouvoir ses membres, sans ressen-
tir les douleurs les plus vives.
Ce malheureux a recouvert une
parfaite santé en six semaines par
le moyen du sublimé & sans aucune salivation.

§. 3.

DEUX Généraux de notre armée
ont eu occasion de remarquer,
dans les troupes qu'ils comman-
doient, la grande vertu du Mercure sublimé corrosif contre les
maux vénériens. Non-seulement
ils ont vu beaucoup de soldats recouvrer leur santé par le moyen

de ce reméde, mais ils n'ont pas
été peu étonnés que ces soldats
fuſſent en état de faire leur servi-
ce pendant l'uſage même du médicament.

§. 4.

Nous apprenons par des Lettres
de Montpellier & de Baſle qu'a
reçues M. Spielman, qu'on fait
uſage du Mercure ſublimé corroſif
avec d'heureux ſuccès.

N°. XX.

Obſervations de M. Spielman.

§. 1.

UN enfant âgé de quatorze ans,
qui étoit dans la plus grande mi-
ſere & ne mangeoit que des alimens de mauvaiſe qualité, tomba
dans une cachexie ſchrophuleuſe;
les aiſſelles, & le col ſur-tout

avoient plufieurs glandes écrouel-
leufes, les fcrophules du col occafionnerent au malade une grande difficulté de refpirer.

M. Riedel, Chirurgien très-
habile traita cet enfant prudemment pendant deux mois avec des
médicamens réfolutifs, l'æthiops
minéral principalement, & les
cloportes; il le purgea toutes les
femaines avec des pilules mercurielles; il le fit auffi baigner fix
fois, mais tous ces moyens furent
inutiles : c'eft pourquoi par le
confeil de M. Spielman, le Chirurgien fit prendre au malade le
remede de M. van Swieten, c'eft-
à-dire le fublimé diffous dans l'efprit de vin à la dofe d'une demi-
cuillerée feulement, les premiers
jours, & il buvoit par-deffus une
infufion de fleurs de bouillon
blanc. Les fcrophules du col diminuerent tellement que, dès le
cinquiéme jour, l'enfant put ref-

pirer avec facilité : le dixiéme
jour on augmenta la dose jusqu'à
une cuillerée : on observoit en
même temps que les tumeurs
écrouelleuses diminuoient de volume ; en un mot toutes les apparences promettoient le plus heureux traitement ; mais l'extrême
indigence de ce malade lui faisant
commettre très-souvent les plus
grandes fautes dans sa maniere de
se nourrir & contre la transpiration, il fut attaqué d'une fiévre
lente dont il mourut dans l'Hôpital.

§. 2.

Une fille avoit depuis un nombre d'années quelques glandes en-
durcies dans cette partie qui est
entre l'oreille & la clavicule. Ces
glandes s'enfloient quelquefois si
fort que la peau devenoit rouge & la
malade ressentoit les plus grandes
douleurs. Ce fut sans succès qu'on

lui appliqua fur le mal l'emplâtre de *ranis cum quadruplo mercurii*, l'emplâtre noire de Beze animé avec l'huile de corne de cerf & enfin le favon. M. Spielman a obfervé que l'ufage du reméde de van Swieten, continué pendant deux mois, a fait difparoître le gonflement & la dureté de toutes ces glandes.

Une cuillerée entiere de la diffolution de Mercure occafionnoit à cette fille des vomiffemens, mais elle en fupporta très-bien une demi-cuillerée étendue dans une grande quantité du véhicule ou de l'eau d'orge.

N°. XXI.

Obfervations de M. Bona qu'il a
publiées en 1758. fous ce titre,
Hiftoriæ aliquot curationum Mer-
curio fublimato, &c. *Veronæ.*

§. I.

LE Docteur Bona a fait ufage un
aflez grand nombre de fois du
Mercure fublimé corrofif. Lorfqu'il a commencé à l'employer,
il faifoit fondre deux grains de
fublimé corrofif dans deux onces
d'efprit de vin. Dans la fuite il a
fubftitué à l'efprit l'eau pure ; &
il lui paroît que cette derniere
préparation eft à préférer, quand
on a à traiter des malades d'un
tempérament chaud & d'une
conftitution féche.

Il a édulcoré cette diffolution du
Mercure fublimé corrofif avec le

fyrop violat. Il a commencé pour l'ordinaire, le traitement par un tiers de grain de fublimé, montant enfuite à un demi-grain & même un grain par jour.

§. 2.

L'usage de ce reméde n'a jamais été fuivi de falivation, mais bien quelquefois d'envies d'uriner & d'ardeur en le faifant.

Quelquefois au commencement du traitement les malades ont reffenti cette douleur fourde & profonde que l'on regarde comme ayant fa caufe dans les os & que l'on rapporte à ces parties.

§. 3.

M. Bona a auffi éprouvé les vertus de ce médicament dans d'autres maladies & fur-tout dans l'hydropifie commençante.

Nota. Nous n'avons pû nous procurer cet Ouvrage de M. Bona ; s'il nous arrive avant que l'impreffion de ces Obfervations foit finie, on les trouvera à la fin de ce livre.

N°. XXII.

Observation de M. le More ,
Gazette de Médecine 1752.

UN Soldal âgé de 22 ans, d'un
tempérament fanguin & affez
robufte , ayant reçu un coup de
feu , entra à l'Hôpital Militaire
de Cologne le 22 Novembre 1761.
pour y être panfé de fes bleffures.
La balle avoit traverfé les mufcles
feffiers du côté gauche : fon entrée étoit à peu de diftance du
mufcle triceps & fa fortie à la
feffe oppofée avec fraction à l'os
Ifchion dont il s'eft détaché en
différens temps plufieurs efquilles.
Le bleffé fut panfé pendant plus
de deux mois avec toutes les attentions poffibles, on lui fit toutes les opérations néceffaires &
indifpenfables en pareil cas, & on
lui adminiftra les remédes conve-

nables, mais ce fut inutilement &
fans aucune marque de guérifon :
les plaies loin de fe cicatrifer pa-
roifloient au contraire s'enveni-
mer, ce qui le fit juger affecté
d'un vice vénérien. On le quef-
tionna en conféquence, & fur la
déclaration qu'il fit d'avoir eu précédemment des puftules, des chancres, &c. pour la guérifon defquels il avoit paffé par les remédes à l'Hôpital de Wormes, &
d'avoir eu commerce depuis ce
traitement avec des femmes publiques, on jugea néceffaire de
lui adminiftrer le .fublimé corrofif.

Les différentes plaies accompagnées de finus fiftuleux, furent
panfées méthodiquement avec
une décoction de vulnéraires déterfifs, aiguifée par la diffolution
du fublimé dont on fe fervoit pour
faire des injections; on appliquoit
enfuite des plumaceaux chargés

de baume d'Arcœus lavé également
dans la diffolution du Mercure fublimé. Il n'eft furvenu aucun accident au malade pendant l'ufage de
ce reméde dont le nom feul effraye,
au contraire, chaque dofe a été fui-
vie d'un effet fenfible : les plaies
fe font détergées ; les mouvemens
de la cuiffe fe font rétablis ; l'embonpoint renaiffoit à mefure que
fes fymptomes difparoiffoient, &
enfin ce foldat eft forti de l'Hôpital le 24 Février 1752, marchant
avec fermeté & très en état de
continuer le fervice. M. Bercher,
premier Médecin de l'Armée, &
M. Baigieux, Chirurgien Major,
ainfi que beaucoup d'autres ont
vu cet homme dans les différens
dégrés de fa maladie, & ont été
témoins de fon parfait rétabliffe-
ment, & du fuccès qu'on a lieu
d'attendre de ce reméde, lorfqu'il eft adminiftré avec les précautions néceffaires. La quantité

de sublimé corrosif que le malade
a pris intérieurement pendant tout
le traitement , a été portée jufqu'à ving-cinq grains. On l'adminiftre avec un égal fuccès dans
cet Hôpital à tous ceux qui font
infectés de cette maladie.

N°. XXIII.

Obfervations extraites de l'Ou-
vrage qui a pour titre : *Medical
Obfervations and Inquiries by a
Society of Phificians in London.*

§. 1.

JE vous envoye, Monfieur, comme vous me l'avez demandé , un
détail circonftancié de la méthode
que nous fuivons dans l'adminiftration de la diffolution de Mercure fublimé corrofif pour la cure
des maladies vénériennes ; & de
l'heureux fuccès qu'a eu ce remé-

de dans notre Régiment depuis
que j'ai commencé à en faire
uſage.

Au mois d'Août dernier, pendant que les Troupes étoient cam-
pées à *Schreton* dans le Comté de
Dorſet , comme il y avoit alors
beaucoup de Soldats attaqués de
maladies vénériennes & qu'il n'é-
toit pas aiſé de les traiter par la
ſalivation , le Docteur Pringle re-
commanda aux Chirurgiens du
Régiment une méthode de guérir
cette maladie , qui à ce qu'il nous
dit , avoit été miſe en pratique
par le ſçavant Baron van Swieten ,
Médecin de la Cour de Vienne.
Il nous dit que cette méthode
conſiſtoit à donner le ſublimé corroſif diſſout dans l'eſprit de grain ,
ou ce qu'il penſoit revenir au même , dans l'eau-de-vie de France
ou les liqueurs ſpiritueuſes & ordinaires du pays, dans la proportion d'un grain de ſublimé pour

deux onces de liqueur : que la dofe
que donnoit van *Swieten* , étoit
d'une cuillerée ordinaire ou une
demi-once , jufqu'à deux cuillerées ou une once deux fois par
jour , en réglant la quantité fur
la force du malade & la violence de la maladie : que ce reméde
opéroit ordinairement par les
fueurs ou les urines, fur-tout lorfqu'il réuffiffoit le mieux : qu'il
falloit le continuer tant qu'il reftoit des fymptomes , & que pendant la cure le malade devoit prendre une nourriture légere, & boire
abondamment de l'eau d'orge avec
un peu de lait ou quelqu'autre
liqueur délayante. A ces régles
prefcrites par M. van Swieten , le
Docteur Pringle a ajouté quelques
précautions & régles néceffaires à
caufe des circonftances où fe trou-
voient nos gens. C'eft d'après cela,
que quelques Chirurgiens & moi
commençames immédiatement à

faire ufage de ce reméde dans nos
Hôpitaux Militaires.

Je vais d'abord rapporter les
Obfervations fuivant les notes
que j'en ai pris, enfuite je feral
quelques remarques générales fur
tous ceux qui furent traités par
cette méthode.

§. 2.

I. Observation.

W. C. âgé de 28 ans, avoit été
fujet à un crachement de fang
quelque tems avant d'avoir gagné
la vérole. Un écoulement virulent, que cet homme avoit, s'é-
tant arrêté tout-à-coup quelque
tems après, il lui vint à la gorge
un ulcere vénérien. Il commença
l'ufage du reméde de van Swieten
le 25 Août, & il en prit une cuillerée, c'eft-à-dire une demi-once
matin & foir ; le 3 de Septembre
je trouvai l'ulcere bien diminué

&

& d'une bonne couleur. Le 9 l'ulcere étoit presque consolidé, le 15
le malade étoit tout-à-fait guéri,
& depuis les quatre derniers jours,
il n'avoit pris la solution qu'une
fois le jour. Peu de jours après il
fut renvoyé au Camp, & ne revint plus à l'Hôpital.

§. 3.

II. Observation.

H. L. âgé de 21 ans, avoit des
ulceres sur le gland & le prépuce
avec un phimosis & des poireaux.
Il commença à prendre le reméde
trois ou quatre jours plus tard
que le malade ci-dessus, & le
prit de la même façon. Le 3 Septembre tous les symptomes vénériens étoient passés, excepté les
poireaux qu'on enleva avec les
instrumens & dont on détruisit la
racine par le caustique. Le 9 Septembre il alloit fort bien ; c'est
D

pourquoi il ne prit plus le remede
qu'une fois par jour pendant peu
de jours. Il retourna au Camp le
15 en parfaite santé.

§. 4.

III. Observation.

M. S. âgé de 27 ans, avoit un
ulcere fur le gland & des galles
vénériennes fur les jambes & les
cuiffes. Il commença l'ufage du
remede le 25 Août & en prit une
cuillerée deux fois par jour. Le
9 Septembre l'ulcere étoit guéri,
& les galles étoient prefque dif-
parues. Le 15 les galles ne paroiffoient plus, & il ne continua le
remede que deux ou trois jours
de plus. Le 21 il retourna au
Camp, & il n'eft pas revenu depuis à l'Hôpital.

§. 5.

IV. Observation.

R. W. âgé de 25 ans, avoit les

jambes couvertes de galles qui
paroiſſoient vénériennes, mais il
n'avoit alors aucun autre ſymptome. Quelque tems avant, il
avoit eu de la toux & un crachement de ſang. Après avoir pris
le remede pendant une ſemaine,
deux cuillerées par jour, il fut
obligé d'en interrompre l'uſage à
cauſe d'un rhume. Comme il ſe
plaignoit d'une douleur de poitrine avec difficulté de reſpirer, on
lui tira environ 16 onces de ſang.
Le 15 Septembre les galles étoient
entiérement diſparues ſans qu'il
eût fait uſage d'autres remédes
mercuriels.

§. 6.

V. Observation.

J. A. âgé de 19 ans, avoit été
traité par la ſalivation, dans un
Hôpital de Londres, il y avoit
environ trois mois, lorſqu'il revint
D ij

au Régiment, avec un ulcere produit par un bubon qui depuis la
falivation ne s'étoit point fermé.
Il avoit de plus des excoriations
autour du *Scrotum* & les tefticules
enflés. Après qu'il eut pris la folution de fublimé pendant dix ou
douze jours, deux cuillerées par
jour, l'ulcere fut entiérement
guéri, l'enflure des tefticules fe
diffipa, & l'excoriation diminua
fans qu'on mît autre chofe deffus
que du linge fec. En 19 jours il
fut tout-à-fait hors d'affaires ; il
continua néanmoins le reméde
encore une femaine, une feule
fois le jour. Il avoit commencé à
le prendre le 9 Septembre, & le
3 Octobre il retourna au Camp.
Depuis il ne s'eft jamais plaint
de rien.

§. 7.

VI. Observation.

J. E. âgé de 22 ans, avoit un

bubon qui venoit à suppuration,
& plusieurs ulceres sur le gland.
J'ouvris le bubon, & je donnai
au malade deux cuillerées par
jour du remede de van Swieten
dans la derniere semaine d'Août.
Le 3 Septembre le bubon commençoit à se fermer, & les ulceres du gland étoient entiérement guéris. Le 9 il ne lui restoit
plus aucun symptome vénérien,
quoiqu'on l'eût toujours pansé à
sec. Il continua le remede une
fois par jour, encore une semaine ; le 19 il retourna au Camp
en parfaite santé.

§. 8.

VII. Observation.

J. J. âgé de 52 ans, avoit un
chancre sur un côté du prépuce,
& une dureté de l'autre accom-
pagnés d'un phimosis. Le 3 Septembre il avoit pris le reméde de

D iij

van *Swieten* pendant une femaine, deux cuillerées par jour, il étoit déja presque guéri. Le 9 il n'avoit plus aucun symptome vénérien, cependant il continua le remede pendant encore une femaine. Le 15 il retourna au Camp en parfaite fanté.

§. 9.

VIII. Observation.

J. R. âgé de 17 ans, d'une conftitution fort foible & d'une complexion délicate, avoit plufieurs ulceres autour du prépuce & un écoulement virulent. Il prit deux fois par jour, une cuillerée de la diffolution, ce qui étoit la même dofe que les premiers malades avoient pris; mais auffitôt il commença à faliver : ce qui fit interrompre l'ufage du reméde. Le 3 Septembre, il y avoit environ une femaine qu'il falivoit,

& les ulceres étoient entiérement guéris. Le 15 il n'avoit plus aucun symptome vénérien , sans avoir pris davantage du reméde , ni salivé depuis quelques jours.

§. 10.

IX. Observation.

R. S. âgé de 26 ans , avoit un phimosis & des chancres autour du prépuce. Pour ces symptomes, on lui fit des frictions , il saliva environ trois semaines, sans être beaucoup mieux : ce qui fit quitter ces remédes , & quand la salivation fut passée , il prit la dose accoutumée de solution. Lorsqu'il l'eut pris pendant neuf jours , la dureté des chancres étoit disparue , & le phimosis dissipé absolument. Le 19 Septembre , c'est-à-dire quatre jours après , le malade étoit entierement guéri ; mais il étoit encore trop foible pour pouvoir retourner au Camp, ses forces ayant été bien diminuées par la falivation, avant qu'il eût commencé l'ufage de notre nouveau reméde.

§. II.

X. Observation.

J. N. âgé de 21 ans, avoit eu des frictions pendant une quinzaine, pour un petit bubon & des chancres. Comme aucun des fymptomes ne ceffoit, je finis ces remédes, & lui donnai la folution à la dofe ordinaire. En quinze jours il fut parfaitement rétabli.

On doit obferver qu'on n'a donné aux malades dont on vient de parler précédemment, qu'une cuillerée du reméde deux fois par jour. La cuillerée contenoit précifément une demi-once, mefure de l'Apotiquaire, & étoit vraifemblablement égale à la moindre dofe ordonnée par M. le Baron van Swieten ; car il ne fait mention d'autre mefure que d'une cuillerée.

Le Docteur Pringle , voyant que ce reméde opéroit avec tant de douceur , crut qu'il étoit à propos d'effayer une plus forte dofe. Car quoique dans notre Hôpital il n'eut rencontré aucun cas qui eût été rébelle à une fi petite quantité, néanmoins il penfa que les fymptomes devoient céder encore plus promptement à une plus forte dofe , ce qui fut éprouvé fur les malades fuivans.

§. 12.

XI. OBSERVATION.

J. W. âgé de 27 ans , avoit été traité par la falivation. Six mois après il lui vint un bubon qu'il fit rentrer lui-même par quelques frictions mercurielles. Lorfqu'il

D v

vint me confulter, il avoit plufieurs chancres dont les bords
éroient durs, & des excoriations à
la verge. Je lui donnai la dofe accoutumée de folution, fçavoir,
une cuillerée le foir, & une le
matin. Il commença ce reméde
le 12 Septembre. Le 19 il étoit
beaucoup mieux & continua la
dofe ordinaire jufqu'au 24. Il fe
mit alors à en prendre deux cuillerées deux fois par jour. Cette
grande quantité ne lui fit aucun
mal, mais feulement le fit fuer
davantage la nuit & uriner plus
abondamment. Il n'alloit qu'une
ou deux fois à la felle par jour.
Le 9 Octobre il étoit parfaitement guéri.

§. 13.

XII. OBSERVATION.

J. H. âgé de 29 ans, avoit un
ulcere fur le gland, & un *phimofis*

d'une mauvaife efpéce. Quelque temps avant , le même malade avoit eu un bubon qui s'étoit diffi-pé , lorfqu'il avoit pris plufieurs dofes de Calomelas , comme re-méde altérant. Au bout de deux jours qu'il eut pris deux cuillerées de folution deux fois par jour, j'obfervai qu'il étoit déja beau-coup mieux. Il fuoit abondam-ment la nuit, & depuis qu'il avoit commencé l'ufage du reméde , il urinoit copieufement. En quinze jours il fut parfaitement guéri, & retourna au Camp.

§. 14.

XIII. OBSERVATION.

C. N. âgé de 25 ans , vint à l'Hôpital le 28 Septembre avec deux bubons durs qu'il portoit depuis trois ou quatre mois. Il prit deux fois par jour deux cuille-rées de folution. Lorfqu'il en eut

pris huit dofes, je trouvai que les
tumeurs commençoient à s'a-
mollir & le malade me dit que fes
douleurs étoient moindres. Les
nuits il avoit des fueurs & des
urines abondantes. Il n'avoit point
de naufées. Le 4 Octobre il étoit
parfaitement bien, & ceffa le reméde. Le 10 il s'en alla au Camp
parfaitement guéri.

§. 15.

XIV. OBSERVATION.

W. B. âgé de 26 ans, avoit un
bubon où on fentoit de la fluctua-
tion. Je hâtai la fuppuration, &
j'ouvris la tumeur avec un cauſtique. Je lui donnai pour lors deux
cuillerées de folution deux fois
par jour. Il prit ce reméde pendant quatre jours. Il fuoit abondamment les nuits, & urinoit
beaucoup. Il continua le reméde
douze jours au bout defquels nous

décampâmes. Notre Régiment eut à faire une marche d'environ 140 mille, pour gagner fes quartiers d'hiver à Plymouth. Pendant le temps de cette marche, il ne prit pas le reméde. J'avois appréhendé que la fatigue n'eût fait empirer fon mal : mais avant la fin de notre voyage je le trouvai parfaitement bien, lui & d'autres qui s'étoient mis en chemin avec encore quelques reftes de maladie : fuivant ce que ces gens m'ont rapporté, la fecrétion de l'urine a toujours continué à fe faire abondamment pendant plufieurs jours après qu'ils eurent quitté les remédes mercuriels.

§. 16.

XV. Observation.

J. H. âgé de 29 ans, avoit un *phimofis* d'une mauvaife efpéce & plufieurs galles vénériennes au-

tour du *Scrotum*. Nous commen-
çâmes le 20 Novembre à lui donner deux cuillerées de la solution
deux fois par jour. Le 19 il étoit
beaucoup mieux. Le 2 Décembre plusieurs des galles étoient
tombées, & le *phimosis* étoit si
diminué, qu'on pouvoit découvrir le gland. Il continua le reméde jusqu'au 9 Décembre, quoique dès le 6 il eut si peu de
symptomes vénériens, que dès ce
jour, j'aurois attesté sa guérison.

§. 17.

XVI. Observation.

J. J. âgé de 22 ans, avoit plusieurs chancres autour du prépuce,
un bubon & un écoulement virulent. Lorsque je le vis, le bubon
ne paroissoit pas devoir suppurer.
Je lui donnai donc deux fois le
jour deux cuillerées de la solution. Il commença à la prendre

le 10 Décembre ; le 14 le bubon
étoit tout-à-fait diffipé , les chancres étoient dérergés & l'écoulement étoit de meilleure qualité. Le 24 Décembre il n'avoit
plus qu'un petit écoulement qui
fut arrêté par deux ou trois prifes de rhubarbe mife en poudre en bol avec le baume de
copaü. Le 29 il étoit parfaitement guéri , & fut renvoyé de
l'Hôpital.

§. 18.

XVII. Observation.

J. L. âgé de 19 ans, avoit deux
bubons, un *phimofis* & un écoulement virulent. Comme les tumeurs n'étoient pas encore beaucoup avancées , auffi-tôt qu'il fe
fut adreffé à moi, je lui donnai
la folution. C'étoit le 25 Décembre , il en prit deux cuillerées le

foir & autant le matin. Le 2 Janvier les bubons étoient tout-à-fait diffipés, le *phimofis* un peu diminué, mais l'écoulement perfiftoit à être d'une mauvaife couleur. Le 8 le *phimofis* étoit fi diminué, qu'on pouvoit mettre le gland à nud. Le 14 il n'avoit plus aucun fymptome de la maladie, excepté un petit écoulement qui étoit clair & vifqueux. Je lui fis interrompre l'ufage de la folution, & lui fis injecter le mélange fuivant dans l'urethre, deux fois par jour.

℞ Gomme arabique, un gros; faites fondre dans quatre onces d'eau commune; paffez & ajoutez un demi - gros de Mercure doux fublimé fix fois, & un fcrupule de poudre de Cerufe; faites-en des injections.

Au bout de trois ou quatre jours l'écoulement s'arrêta. Cet

hommeavoit auffi fué & uriné très-abondamment pendant tout le temps du reméde.

§. 19.

XVIII. OBSERVATION.

W. M. âgé de 23 ans, d'une forte conftitution, avoit plufieurs ulceres autour du gland, une gonorrhée fort virulente, & il urinoit avec beaucoup de douleur. Le 29 Décembre je lui tirai du bras environ une livre de fang. Je lui donnai le foir deux cuillerées de folution & je la lui fis continuer les jours fuivans deux fois par jour. Le 6 Janvier les ulceres commencerent à fe déterger, & il fentoit moins de douleur en urinant. Le 12 les ulceres furent totalement guéris, & la virulence de la gonorrhée étoit fort diminuée. Il continua l'ufage de la folution jufqu'au 16 Jan-

vier. Je lui ordonnai pour lors la
même injection qu'au malade précédent. Le 19 la gonorrhée étoit
ceſſée, & il étoit parfaitement
guéri.

§. 20.

XIX. Observation.

N. A. âgé de 31 ans, avoit
au prépuce, pluſieurs chancres
dont les bords étoient durs, &
de plus un bubon. Il commença
le premier Janvier, à prendre
deux fois par jour deux cuillerées de la ſolution. Le 7 le bubon
étoit tout à fait diſſipé & les chancres paroiſſoient aller beaucoup
mieux. Le 9 la dureté des chancres
étoit diſparue & le malade ſe ſen-
toit bien mieux ; le 13 il ne lui reſtoit plus aucũn ſymptome vénérien. Il continua le reméde juſqu'au 15 Janvier, qu'il fut renvoyé de l'Hôpital parfaitement
guéri.

§. 21.

XX. Observation.

J. S. âgé de 29 ans, avoit plufieurs chancres autour du prépuce, & autour du *scrotum* beaucoup de galles vénériennes. Il commença le 4 Janvier à prendre la folution qu'il continua jufqu'au 7 à la même dofe que les malades précédens. Le 7 il interrompit le reméde, parce qu'il avoit gagné un rhume. Le 12 il le reprit comme ci-devant; le 17 les galles étoient tombées & les chancres étoient beaucoup diminués. Le 21 il n'avoit plus aucun fymptome vénérien. Néanmoins il continua à prendre le reméde jufqu'au 24, & alors il fortit de l'Hôpital en parfaite fanté.

Je pourrois ajouter ici beaucoup d'autres Obfervations que j'ai écrites : mais comme elles

font pareilles aux précédentes s
je n'en rapporterai pas davantage.
Je vais feulement faire quelques
remarques générales qui pourront
fervir à ceux qui feront curieux
d'effayer ce reméde.

§. 22.

J'OBSERVERAI d'abord que les
malades qui ont pris la folution
les deux mois paffés , n'ont pas
eu des fueurs fi abondantes que
ceux qui l'ont pris pendant les
temps chauds de l'automne dernier. Mais dans les mois les plus
froids , les fymptomes vénériens
fe font toujours diffipés par l'ufage
continu du reméde , avec cette
différence qu'il a fallu quatre ou
cinq jours de plus.

Dans quelque forte d'expériences que ce foit , il eft rare que
ceux qui les répétent , réuffiffent
auffi - bien que ceux qui les ont

nventées. Cependant dans celles-ci, il est impossible qu'elles ayent jamais mieux réussi : car sur environ 25 malades qui ont été guéris dans notre Régiment , aucun n'a eu de rechûte. De plus , par les détails que j'ai reçu derniérement de M. Boyd , Chirurgien du Colonel Kingsley , j'apprends que malgré le grand nombre de maladies de cette nature qu'il a traitées dans le Corps , aucune ne lui a paru résister à ce reméde.

§. 23.

AINSI , tout bien considéré , comme j'ai eu la satisfaction de voir jusqu'ici la bonté & la validité de toutes les cures que j'ai fait , je pense qu'on peut hasarder de prononcer que la méthode de M. le Baron van Swieten , de traiter la vérole , est préférable à la salivation , soit que nous consi-

dérions la promptitude, la sûreté, ou l'aifance de ce traitement, ir.
foit qu'on faffe attention à l'état
du malade après la cure. Si on le
compare aux autres remédes mercuriels employés comme altérans,
(quoique je ne penfe pas que ce
nom convienne à notre reméde,
puifque fon opération eft toujours
fenfible) j'avouerai, qu'après en
avoir effayé plufieurs, & entendu ce que m'en ont dit des perfonnes qui s'en font beaucoup fervi pour la vérole, je n'en ai trouvé
aucun dans lequel je puiffe avoir
autant de confiance que dans le
fublimé corrofif donné à la façon
de van Swieten.

§. 24.

J'AI quelquefois préparé ce
reméde avec de l'eau-de-vie de
France, mais plus communément
avec de l'eau-de-vie de mélaffe;

& comme le sublimé diffout dans
ces liqueurs, laisse toujours quelque sédiment, j'ai toujours cru à
propos de remuer la bouteille
avant que de donner la dose.

§. 25.

QUELQUES-UNS de nos malades
ont été un peu purgés par la solution dans le commencement de
l'usage de ce reméde, mais cette
évacuation n'a jamais continué
plus des trois ou quatre premiers
jours, la principale opération se
faisant par les urines & les sueurs
nocturnes. Ces qualités diuréti-
ques & sudorifiques ont été pro-
portionnées à la dose. Celle du
matin occasionnoit à quelques-
uns des nausées, mais ce n'étoit
que dans le commencement qu'ils
prenoient le reméde. Lorsque j'ai
doublé la dose, & que j'en ai
donné deux cuillerées deux fois

par jour, je n'ai pas trouvé que
les naufées augmentaſſent à proportion de la quantité.

§. 26.

VOICI quelle étoit leur nourriture ; à déjeuner, de l'eau de
gruau ; à dîner, de la foupe avec
un peu de bouilli à la quantité de
cinq ou fix onces au plus ; à fou-
per, une foupe au lait ; de l'eau
d'orge à fouhait dont ils devoient
boire au moins une pinte en deux
jours. On leur donnoit au commencement du lait coupé ; mais
le lait devint bientôt trop cher
au Camp, pour en pouvoir faire
un auſſi grand uſage. Comme
nous avions un jardin attenant
l'Hôpital du Régiment, je permettois à mes malades d'y reſter
autant qu'ils vouloient pendant
le jour. Je leur défendois feulement de fortir de l'Hôpital pour
empêcher

empêcher qu'ils ne buſſent , &
prévenir les autres excès dans leſquels ils auroient pu tomber. Je
ne leur permettois aucune liqueur
forte. Je ne préparois point mes
malades à moins qu'ils n'euſſent
la fiévre , ou quelque ſymptome
inflammatoire ; mais dans ces cas-
là , ou lorſqu'ils avoient un *phimoſis* , nous avons jugé néceſſaire
de commencer par une ſaignée ,
mais ſans employer de purgation.

§. 27.

QUANT à la pratique Chirurgi-
cale, elle étoit fort ſimple. Notre
principal ſoin étoit de déterger
les ulceres & nous les lavions avec
le mélange ſuivant.

℞ Mercure doux réduit en poudre très-fine, un gros ; poudre de
Ceruſe compoſée *, deux ſcrupu-

* Cette poudre de Ceruſe compoſée eſt
ſans doute celle qu'on trouve dans la Pharmacopée de Londres , & dont voici la for-

E

les ; eau de chaux, quatre onces ;
mêlez le tout exactement.

J'avois coutume de laver les
ulceres avec ce mélange deux ou
trois fois le jour, & lorsqu'il y
avoit un *phimosis*, j'en injectois entre le prépuce & le gland avec une
seringue. Lorsque je pouvois at-
teindre la partie malade, j'y appli-
quois souvent un peu de charpie
couverte de quelqu'onguent mercuriel. Si le *phimosis* est d'une si
mauvaise espéce, qu'il ne dimi-
nue pas, même après la saignée &
l'usage du reméde continué quelques jours, on peut présumer que
la virulence des ulceres entretient
cette inflammation. Pour lors,
afin de hâter la cure, il est à propos de fendre le prépuce dans sa
longueur, pour découvrir les ulce-

mule : Prenez Ceruse, cinq onces ; sarco-
colle, une once & demie ; gomme adragant,
une demi-once ; mettez le tout en poudre
& mêlez pour l'usage.

res qu'on doit panser & déterger de la maniere indiquée ci-dessus. Cette opération n'est suivie d'aucun accident ; & si on ouvre la petite artere qui vient de la partie supérieure de la verge, la guérison en sera plus prompte à cause de la saignée que souffrira la blessure.

§. 28.

Si le *phimosis* étoit assez ancien, pour que le prépuce se fût gonflé & fût devenu schirreux, ce seroit en vain qu'on attendroit la résolution de cette dureté, ou la guérison du mal, tant que le gland seroit ulcéré. Dans ce cas, il faut emporter tout le prépuce ; car une simple incision ne suffiroit pas.

Dans notre Hôpital, il n'est arrivé aucun cas de cette nature ; mais j'ai entendu dire que dans un autre Régiment, il en étoit

arrivé un , pour lequel on avoit
eſſayé en vain la ſolution & les
autres remédes ; le malade n'a
guéri qu'après avoir ſouffert la
Circonciſion.

§. 29.

LORSQUE la maladie étoit
accompagnée de quelqu'inflammation conſidérable , nous avons
jugé néceſſaire de faire une co-
pieuſe ſaignée au malade , avant
de lui adminiſtrer le reméde :
mais excepté cette évacuation &
l'application d'un cataplaſme de
pain & de lait , nous n'avons mis
aucun autre reméde en uſage pour
diſſiper les inflammations. De
plus , excepté la lotion décrite
ci - deſſus , avec laquelle nous
avons lavé les ulceres , chancres ou excoriations de la verge ,
nous n'avons appliqué deſſus autre
choſe que de la charpie ſéche

Nous nous sommes aussi servi du même reméde pour les bubons, & jamais je n'en ai vû guérir avec plus de facilité.

Je terminerai ce traitement chirurgical, en disant qu'excepté la pierre infernale pour les poireaux, les ulceres, les excroissances fongueuses, je n'ai fait usage d'aucun médicament externe.

§. 30.

Enfin, je puis vous assurer, que depuis que cette méthode nous a été recommandée, je n'en ai point mis d'autre en usage, & jamais elle ne m'a manqué. En un mot, je vous ai exposé toutes les expériences que j'ai faites de ce reméde, qui, par ce que j'en ai vû moi-même, & par ce que j'ai apppris de ses succès dans les autres Hôpitaux Militaires, est préférable à la salivation & à

toutes les autres préparations de
Mercure que j'ai employé depuis
quinze ans que je fers dans les armées, foit que je confidere la
promptitude & la certitude de fes
effets, foit que je faffe attention
à la facilité & la sûreté avec lefquelles il opére.

§. 31.

JE dois à la vérité avouer,
qu'excepté un ou deux fujets dont
j'ai parlé ci-deffus, dans tous les
autres, la maladie étoit récente,
c'eft-à-dire, n'avoit pas plus de
deux mois. C'eft pourquoi on
pourroit dire que le fublimé employé de cette maniere peut être
affez puiffant dans les maladies
récentes, mais qu'on ne doit pas
compter fur lui, lorfque ces maladies font invétérées. Je ne puis
rien avancer de contraire à cela,
d'après ma propre expérience ;
mais tout le monde ne fait-il pas,

que lorfque ces maladies font invétérées, même la plus forte falivation eft un reméde incertain.

De plus, j'ai appris que le
Docteur Pringle avoit obfervé que
de tous ceux qu'il avoit vifité, &
dont le nombre fe montoit à plus
de foixante, il n'y en avoit pas
eu plus de trois ou quatre dont la
maladie eût paru être rébelle à
une fimple épreuve de la folution.
Or, dans un fi grand nombre de
maladies, on doit préfumer qu'il
y en avoit quelques-unes vieilles
& invétérées.

N°. XXIV.

Lettre de M. Jean Clephane à la Société des Médecins.

§. I.

M ESSIEURS,

J'AI exécuté ce dont vous m'aviez chargé, & je me suis adressé au Docteur Pringle pour sçavoir s'il pouvoit nous donner sur les succès du Mercure sublimé corrosif dans la cure des maladies vénériennes, des instructions plus étendues que celles que nous a communiquées M. Gordon dans sa Lettre. Ce Médecin m'a dit qu'on en avoit fait plusieurs expériences dans les autres Régimens qui étoient campés au même endroit, & que sur environ soixante malades, il ne s'en rappelloit tout au plus que trois ou quatre sur lesquels le reméde n'avoit eu absolument aucun effet : que dans ces derniers, la maladie étoit ancienne, mais sur-tout dans un qui l'avoit depuis deux ans, quoiqu'il eût passé par la salivation.

Dans la suite cependant, avant le décampement, ces derniers malades ont été mis en bon train de guérison, en continuant à leur faire prendre, une fois par jour, une cuillerée de la solution, & une forte décoction de racine de salsepareille dont ils buvoient depuis chopine jusqu'à une pinte par jour.

Il y avoit dans le Camp huit Régimens, six d'Infanterie & deux de Dragons. La Lettre de Monsieur Gordon à la Société, contient un ample détail de ce qui s'est fait au Régiment sous ses ordres; & le Docteur Pringle m'a

E v

communiqué obligeamment cinq
Lettres qu'il a reçues des Chirurgiens des autres Régimens d'Infanterie fur le même fujet. Pour
les Dragons, c'eft chez eux qu'on
a fait le moins d'Obfervations,
les Chirurgiens ayant quitté leur
Régiment lors du décampement :
de façon qu'on n'a pas pû favoir
au jufte quel a été parmi eux le
fuccès de ce reméde.

§. 2.

A chaque Lettre, j'ai joint
quelques particularités que j'ai
apprifes du Docteur Pringle, en
m'entretenant avec lui fur ce fujet. Permettez-moi de plus d'ajouter la remarque fuivante que je
lui ai entendu faire depuis. Il
difoit que fi quelques expériences qu'on a faites de ce reméde
dans d'autres endroits, n'ont pas
montré un fuccès auffi brillant

que celles qu'on a faites au Camp,
il étoit tenté de croire que cette
différence venoit de la différente
préparation du sublimé : & il m'a
encore ajouté que quelques Chirurgiens ont observé que l'eau-
de-vie de France dissout plus com-
plettement le sublimé que toutes
les eaux-de-vie de grain & de mé-
lasse, ou que cette eau-de-vie
laisse tomber un moindre sédiment après la solution, que les
autres liqueurs.

De Golden Square, le 4 Avril 1757.

N°. XXV.

Lettre de Monsieur Miller au Docteur Pringle.

§. I.

MONSIEUR,

COMME pendant votre séjour au Camp, vous m'avez paru fort curieux d'éprouver & d'assurer les succès du sublimé corrosif (*) dans

---

(*) Par une erreur de proportion entre le ublimé corrosif & l'esprit, M. Miller dissolvoit 20 grains au lieu de 16, dans 32 onces: trouvant néanmoins que cette proportion répondoit à ses vues, il s'en est toujours servi depuis, & en donne pour dose, une cuillerée deux fois le jour. Pendant le campement, il a guéri avec ce reméde 17 vérolés, sans manquer une seule fois. Il a employé le même régime & la même nourriture que M. Gordon, aussi-bien que le même traitement Chirurgical, excepté que sa lotion mercurielle étoit

la cure des maladies vénériennes,
je vous envoye quelques détails
sur les malades à qui j'ai administré ce reméde.

C'est avec plaisir que je vous
dis qu'aucun de ceux que vous
avez vu, ne s'est plaint de rechû-
tes de cette maladie : j'avois eu
peur pour H. qui vint me voir
avant le décampement, avec une
violente inflammation des amyg-
dales & de la luette, & un petit
ulcere sur le gland. Je n'ai pas
voulu néanmoins lui donner pour
cela le reméde dont je m'étois
servi, d'autant plus que les maux
de gorge ulcéreux avoient été
épidémiques dans notre Régiment pendant tout l'hyver. Je

faite d'eau de chaux & de calomelas sans ceruse.
Après le décampement, environ vers le milieu d'Octobre, le Docteur Pringle ayant envie de sçavoir la suite de ces cures, il écrivit
à M. Miller, & il reçut cette Lettre en réponse, un mois après que le Régiment eut
pris ses quartiers d'hyver.

traitai ſa maladie comme celles
de cette eſpéce, & je la guéris,
cependant avec un peu plus de difficulté que celles que j'avois traitées auparavant. Elle me parut
être d'une eſpéce plus maligne.

§. 2.

Il n'y avoit pas long-tems que
M. dont la maladie vous a étonné, avoit pris la ſolution, lorſque vous avez quitté notre Hôpital à Pimphorn : c'étoit quelque tems avant qu'il y en eût un
d'établi dans cet endroit. Il eſt
préſentement preſque guéri. Mais
de tous les ſymptomes vénériens
qui ont affligé nos ſoldats, j'ai
toujours vû que les poireaux
étoient les plus difficiles à déra-
ciner, quoique je n'épargnaſſe ni
le fer, ni le cauſtique.

§. 3.

Ce remede, comme vous l'avez

vû, a été essayé avec tout le succès possible sur beaucoup de soldats, mais je désirois fort d'en voir les effets sur l'autre sexe. Quelque temps après, je trouvai l'occasion de l'éprouver sur une jeune femme qui avoit gagné la maladie au Camp, & l'avoit apporté jusqu'à cette ville, dans sa plus grande virulence.

Elle avoit autour des aînes, des pustules vénériennes ; les grandes lévres étoient si fort gonflées, qu'à peine pouvoit-elle marcher ; elle avoit des ulceres à l'entrée du vagin d'où découloit une sanie purulente en grande quantité.

Le 4 Novembre, elle commença à prendre la solution. Le 9 le gonflement des grandes lévres étoit si fort diminué, qu'elle pouvoit marcher sans peine. Le 14, les grandes lévres étoient réduites presqu'à leur grosseur naturelle. Les pustules commençoient

à diparoître , & la matiere virulente qui découloit des ulceres, diminuoit. Comme le reméde opéroit entiérement par les urines, j'en
augmentai la dofe , le 14 , d'une
cuillerée à une cuillerée & demie , matin & foir , & aujourd'hui
20 , l'enflure des grandes lévres
eft entiérement diffipée, les puftules ont difparu pour la plus grande partie. Les ulceres ne rendent
prefque plus rien & plufieurs font
cicatrifés , de forte que je penfe
être en droit d'affurer que fous
peu de jours , elle fera guérie.
Depuis le temps qu'elle a commencé à prendre la folution , elle
a lavé fes ulceres & fes puftules
avec une lotion compofée d'eau
de chaux & de calomelas.

§. 4.

PERMETTEZ-MOI de vous rapporter encore une Obfervation

dont le sujet est un soldat. Il est âgé d'environ 23 ans, & il y avoit quatre mois qu'il avoit gagné la vérole. Il avoit un violent *phimosis*, une inflammation & un gonflement tout au tour de la verge, de façon que la mortification paroissoit à craindre; pour la prévenir, je dilatai le prépuce, je lui ordonnai une saignée, l'usage interne des remédes antiphogistiques ou rafraîchissans, une fomentation avec les plantes antiseptiques, & un cataplasme de mie de pain & de lait. Par cette méthode que je suivis trois jours, j'arrêtai le progrès de l'inflammation; mais le gonflement ne diminuoit pas, & la quantité de matiere qui sortoit, me fit soupçonner qu'il y avoit de grands ulceres dessous le prépuce & sur le gland. Je lui ordonnai pour lors de prendre, matin & soir, une cuillerée de la solution, &

d'en faire des injections autour du gland, deux fois le jour. Au bout de quatre jours que j'eus suivi cette méthode, il commença à aller beaucoup mieux ; & aujourd'hui qui est le quatorziéme jour depuis qu'il a pris la solution, le *phimosis* est guéri & les ulceres sur le prépuce & le gland sont cicatrisés. Il continuera encore quelques jours l'usage de la solution. Le reméde a aussi opéré dans ce malade, par les urines.

J'ai continué à préparer le reméde comme lorsque j'étois au Camp, & je n'en ai jamais augmenté la dose au-delà d'une cuillerée matin & soir, excepté pour cette jeune femme dont j'ai parlé ci-dessus ; mais dans la suite, si j'en trouve l'occasion, je n'hésiterai pas à le faire.

J'ai encore guéri deux autres personnes dont les cas n'ayant rien préfenté que d'ordinaire, ne méritent pas la peine d'être rapportés ici. J'efpere que vous voudrez bien excufer la longueur de ma Lettre.

De Welles, le 20 Novembre 1756.

N°. XXVI.

Lettre de Monfieur Haftic au Docteur Pringle.

MONSIEUR,

(*) J'AI reçu votre Lettre à laquelle je n'ai pas répondu plutôt, parce que plufieurs de nos malades étoient éloignés, & que je ne les avois point vû depuis quelque

(*) M. Haftic a eu au Camp dans l'Hôpital de fon Régiment, fept malades qui ont été parfaitement guéris ; il paroît feulement par cette Lettre, qu'une de fes guérifons n'a été complette que depuis que le Régiment a pris fes quartiers d'hyver.

temps : j'ai différé à vous écrire
jufqu'à ce que je les aye eu examiné. Je n'ai trouvé aucun de
ceux à qui j'ai donné le reméde
au Camp , qui s'en foit plaint ,
excepté M. qui depuis qu'il eſt
venu ici, a eu un petit ulcere fur
la couronne du gland ; mais après
avoir pris la folution pendant encore quelques jours , il a été parfaitement guéri. Cette circonſtance
n'avoit nullement diminué la bonne opinion que j'avois de ce reméde,
Et pendant mon abſence , mon
Aide l'a donné à pluſieurs malades
avec fuccès , particuliérement à
un homme qui avoit un violent
phimoſis , un grand écoulement de
matiere qui fortoit de deſſous le
prépuce & des excoriations externes. Ce malade a pris la folution pendant quatre femaines ; les
fymptomes fe font diſſipés peu-à-
peu , & préſentement il eſt bien.
Avant l'uſage de ce reméde, il

avoit été faigné une fois & purgé
deux. Préfentement je n'ai pas
beaucoup de malades attaqués de
maladies vénériennes ; je vous
ferai part de tous les effets remarquables de la folution, foit bons,
foit mauvais.

De Reading, le 21 Novembre 1756.

Nº. XXVII.

Lettre de Monfieur Davies au Docteur Pringle.

MONSIEUR,

(*) DEPUIS que je ne vous ai
vû, je ne me fuis fervi d'autre reméde pour guérir la vérole, que
du fublimé qui, fuivant mes ex-

(*) M. Davies a eu dans l'Hôpital de fon
Régiment onze malades, dont la plus grande
partie a été guérie avant la prife des quartiers d'hyver. Il ne donnoit pour lors qu'une

périence s doit , je crois , être
regardé comme un excellent reméde. Tous ceux dont je vous ai
parlé , ont été , selon toutes apparences , parfaitement guéris ,
excepté W. & W. qui ces jours-
ci , ont encore ressenti quelques
symptomes, ce qui , je crois , doit
être imputé à ce qu'ils n'ont pas
continué le reméde assez long-
tems , ayant été obligés de suivre leurs Compagnies dans des
quartiers éloignés. Vous trouverez plus loin le nom & les symptomes de quelques-uns qui depuis
mon arrivée aux quartiers d'hiver,
ont pris la solution avec succès : &
je continuerai à en faire usage,
jusqu'à ce que je découvre quelque inconvénient de ce reméde
qui m'ait échappé jusqu'ici.

cuillerée deux fois par jour , & observoit la
proportion ordinaire entre le mercure & l'esprit. Un mois après , il écrivit cette première
Lettre.

J. P. avoit des ulceres profonds sur le gland & sur le prépuce. Il a pris le reméde pendant vingt jours, & il paroît parfaitement guéri.

C. G. avoit un bubon ouvert & des chancres. Il a pris le reméde pendant le même temps; le bubon s'est cicatrisé & les chancres ont disparu.

L. L. avoit un bubon qui étoit ouvert & des ulceres sur le prépuce. Il a pris la solution pendant quinze jours, les ulceres sont guéris & le bubon va tout-à-fait bien.

J. K. avoit le gland ulcéré profondément presque tout autour. Il a pris la solution pendant quinze jours, & les ulceres sont presque guéris.

Je crois que la seule chose qui nous manque, pour que ce reméde remplisse nos vues, c'est de déterminer jusqu'à quel temps les malades doivent en faire usage, ce que l'expérience seule peut apprendre.

J'ai augmenté la dose jusqu'où vous m'avez marqué, sçavoir, deux cuillerées, deux fois par jour, sans qu'il en ait résulté le moindre inconvénient pour le malade.

J'ai donné la solution à des malades qui avoient aux jambes des ulceres que les autres remédes n'avoient pû guérir, & ils s'en sont trouvé très-bien.

D'Ycovil au Comté de Somerset, le 22 Décembre 1756.

N°. XXVIII.

Nᵒ. XXVIII.

Seconde Lettre de M. Davies à M. Pringle.

§. 1.

Monsieur,

Peu de jours après avoir eu le plaisir de vous voir à Londres, je me trouvai avec quelques-uns de mes Confreres qui me parurent être très-prévenus contre notre méthode de traiter la vérole, & qui m'objecterent que jamais ils n'avoient entendu dire qu'un mal vénérien très enraciné, eût reçu quelque soulagement de notre reméde. Je ne pus pas m'empêcher de convenir que les véroles, que j'avois traitées, étoient récentes, d'autant qu'à

F

l'armée il arrive rarement qu'on en trouve d'autres , les malades ne les laiſſant point invétérer. Cependant j'eus bientôt après une occaſion d'éprouver le nouveau reméde ſur deux maladies invétérées , dont je vais vous faire l'hiſtoire.

§. 2.

J. W. homme très-robuſte gagna, au mois d'Août 1755 , la vérole qui ſe manifeſta d'abord par un ulcere ſur le gland , ſi virulent, qu'en peu de jours il s'étendit beaucoup & rongea preſque tout le gland. Comme en même temps il paroiſſoit pluſieurs chancres ſur le prépuce , on le fit paſſer par la ſalivation, qu'on continua le tems qu'on crut néceſſaire , & juſqu'à ce qu'il parût être guéri. En Avril 1756 , je le trouvai dans un fort mauvais état qu'il cachoit , de

crainte qu'on ne le fît faliver ;
& fur les queftions que je lui
fis , j'appris que fa maladie
étoit revenue peu de temps
après fon premier traitement, &
qu'il avoit été entre les mains de
plufieurs Charlatans qui ne lui
avoient donné que des remédes
externes. Il avoit alors plufieurs
ulceres autour de l'*Anus* & du
Scrotum. En conféquence on le
fit faliver pendant cinq femaines entieres , après quoi il but
abondamment de la décoction de
Gayac encore pendant trois femaines. Malgré tout cela , je dé-
couvris environ fix femaines après,
qu'il n'avoit été bien que fort
peu de temps , & qu'il cachoit
fes fymptomes, difant qu'il aimoit
mieux mourir de la maladie que
de fubir une nouvelle falivation.
La derniere fois que je l'examinai , il avoit de violentes douleurs à la tête & aux os des jam-

bes, & il avoit autour de *l'Anus*,
du *Scrotum*, du prépuce & du
gland, les plus gros poireaux &
les plus fortes excroiſſances vénériennes que j'aye jamais vû.
Après avoir détruit toutes ces excroiſſances par le cauſtique ou
par le fer, je lui fis prendre la
ſolution de ſublimé corroſif pendant 22 jours. Dès le treiziéme
jour, il ne paroiſſoit plus aucun
ſymptome de ſa maladie, &
depuis environ trois ſemaines,
il a continué de ſe bien porter.
Je penſe que, ſi cette guériſon
ſe ſoutient, ce ſera aſſez pour aſſurer la réputation de cet excellent reméde.

§. 3.

J. B. avoit depuis environ
onze mois, un bubon qu'il fit diſ-
paroître par les emplâtres & des
frictions mercurielles; il avoit eu

depuis, à trois différentes reprifes, des excoriations fur le prépuce & des chancres qu'il avoit fait cicatrifer avec une folution de vitriol bleu. Il a commencé l'ufage du fublimé avec W. Il avoit pour lors un ulcere vénérien à la gorge & reffentoit de violentes douleurs à la tête & aux os des jambes. Il l'a pris autant de jours que l'autre, & il paroît tout-à-fait guéri. Dans la fuite, je prendrai la liberté de vous envoyer la fuite de ces deux cures.

J'ai guéri derniérement encore huit ou dix malades, & particuliérement W. S. & S. S. qui tous deux avoient *l'Anus* & le périnée dans un tel état, que pendant la premiere femaine qu'ils ont pris le reméde, il leur étoit encore impoffible de marcher, ni de fe tenir debout : ils ont été parfaitement guéris en vingt-deux jours.

§. 4.

JE vais maintenant vous dire comment je m'y suis pris, pour augmenter la dose de ce reméde. J'ai une bouteille qui tient vingt-huit cuillerées justes. Lorsqu'elle étoit pleine d'esprit de vin ou d'eau-de-vie, j'y mettois ordinairement sept grains de sublimé. Depuis ce temps-là, chaque fois que j'ai rempli la bouteille, j'ai augmenté la dose jusqu'à ce que je fusse parvenu à seize grains, ce qui faisoit plus d'un grain par jour, en donnant une cuillerée de ce mélange deux fois par jour. Cette proportion convenoit fort à nos malades ; mais ayant essayé de l'augmenter encore, j'ai été obligé d'y renoncer, parce que le reméde les faisoit vomir.

La quantité ci-dessus mentionnée, sçavoir de seize grains sur vingt-huit cuillerées, est la

maniere dont j'adminiſtre ce reméde. Ce qui fait beaucoup plus
du double de la doſe preſcrite au
commencement ; dans la proportion ou ſeize eſt plus que quatorze:
vous noterez que S. & B. ont ſalivé
fort abondamment.

D'Ycovil au Comté de Somerſet, le premier
Février 1757.

Nº. XXIX.

Lettre de Monſieur Boyd au Docteur Pringle.

Monsieur,

Je n'ai rien à vous communiquer de nouveau, depuis que j'ai
eu le plaiſir de vous voir à *Blandfort.* Je puis vous aſſurer qu'aucun des malades dont vous avez
pris connoiſſance au Camp, n'a
eu de rechûte , excepté T. S.
dont les ſymptomes ſont décrits

ici en note (*). Avant de faire uſage de la ſolution , il avoit pris trois grains de Mercure doux ſublimé ſix fois , en pilules , deux fois par jour pendant douze jours , ſans aucun effet. Je lui ordonnai enſuite de ſe frotter les bras , jambes , &c. avec deux gros d'*unguentum mercuriale fortiùs* (a) pendant douze ſoirées ſucceſſivement , ce qui ne réuſſit pas mieux. Après quelques jours d'intervalle , je me déterminai à eſſayer ce que pourroit

(*) De huit malades , il n'y en a eu qu'un qui l'étoit depuis long-temps , ſur lequel le reméde n'a rien fait. Ce malade eſt T. S. qui avoir des poireaux , des chancres malins ſur le gland , & des ulceres qui lui avoient rongé le gland & s'ouvroient dans l'urethre , de ſorte que l'urine paſſoit par la playe. Ce fut neuf ſemaines après que les premiers ſymptomes eurent paru , qu'il fit uſage du reméde , dans la proportion ordinaire , mais il n'en prit qu'une cuillerée deux fois par jour.

(a) C'eſt ſans doute l'*unguentum cæruleum fortiùs* de la Pharmacopée de Londres qui ſe fait avec ſain doux , deux livres ; mercure , une livre ; baume de ſoufre , une demi-livre.

faire la solution de sublimé dans
ce cas. Je lui en prescrivis une
cuillerée, matin & soir pendant
trois semaines, augmentant la
dose sur la fin jusqu'à une cuillerée & demie. Ce reméde n'a pas
mieux réussi que les précédens,
les symptomes mêmes augmentoient plutôt qué de diminuer,
ce qui me détermina à l'abandonner. Je lui ordonnai une
décoction de salsepareille faite
avec deux onces de racine de salsepareille, bouillies dans deux pintes d'eau réduites à moitié ; je lui
recommandai d'en boire une pinte matin & soir. Lorsqu'il eut
fait usage de ce reméde pendant
quelque temps, il alla sensible-
ment mieux ; mais il fut attaqué
pour lors de la petite vérole qui
fut bénigne, & dont il eut si peu
de pustules, qu'il n'avoit pas besoin de beaucoup de ménagement.
Il but pendant tout ce temps de

F v

la décoction de salfepareille, mais plus foible, fçavoir une once de racine bouillie dans quatre pintes d'eau réduites à la moitié, qu'il prenoit comme ci-deffus. Je traitai les chancres comme à l'ordinaire. Lorfque je quittai Blandfort, il étoit affez bien pour n'avoir plus befoin de remédes.

Si vous vous en reffouvenez, la maladie de W. M. étoit une gonorrhée virulente. Je lui ai donné la folution à la quantité d'une cuillerée le matin & autant le foir, pour effayer, mais le reméde n'a pas fait ce que j'en attendois. Il faut obferver une chofe, c'eft que c'eft un libertin, & depuis peu encore, il a quitté Plymouth, ayant un tefticule enflé.

Il nous eft venu derniérement au Régiment un malade qui garde la vérole depuis fort longtemps. Il doit commencer l'ufage du reméde fous peu de jours :

je vous en communiquerai le
succès.

D'Arshburton, le 23 Novembre 1756.

N°. XXX.

*Lettre de Monsieur Barker au
Docteur Pringle.*

§. I.

Monsieur,

Les Soldats du trente-troisiéme
Régiment dont vous avez pris
connoissance à Blandfort, ont été
tous guéris en 30 jours (*) excepté C. que nous avons laissé à
Blandfort, lorsque le Régiment

(*) M. Barker avoit dans son Hôpital six
ou sept malades, dont un avoit une vérole
fort opiniâtre, & il n'a pu être guéri, sans
le secours de la décoction de salsepareille. On
voit néanmoins le succès de la solution seule
par cette Lettre écrite six semaines après le
décampement.

F vj

a décampé , & qui en eſt revenu
il y a environ trois ſemaines.
Lorſqu'il y étoit arrivé , il avoit
à la partie ſupérieure de la diviſion
du prépuce (qui s'étoit fendu par-
deſſus) un petit ulcere qui avoit
augmenté par dégrés , quoique
le malade prît de la ſolution deux
fois par-jour. Pendant que S. prenoit ce reméde à Blandfort , il paroiſſoit aller de plus mal en plus
mal, & je penſois que nous ſerions
obligés d'en venir à la ſalivation :
mais lorſque je l'ai viſité ici , trois
jours après notre arrivée , j'ai été
fort étonné de le voir guéri ; il n'a-
voit plus d'autre ſymptome, qu'une
excroiſſance au bord de *l'Anus* ,
qui étoit groſſe environ comme
une noix muſcade. J'avois pro-
jetté de lui couper cette excroiſſance , parce qu'elle me paroiſſoit devoir lui être incommode
lorſqu'il alloit à la ſelle ; mais la
premiere fois que je le revis , elle

étoit fenfiblement diminuée, &
n'étoit plus que de la groffeur
d'une féve commune. Depuis que
nous avons quitté Blandfort, jufqu'au temps où je l'ai vu aux quartiers, il n'avoit rien mis deffus,
que de la charpie féche.

§. 2.

H. a eu un petit ulcere, ou
plutôt une excoriation fur le prépuce depuis que nous fommes dans
nos quartiers; mais il a été guéri
en peu de jours, fans faire ufage
de remédes internes.

§. 3.

L. Grenadier, qui avoit un
bubon à l'aîne droite & le corps
couvert de puftules, a été parfaitement guéri en un mois avec la
folution, dans la décoction de
falfepareille.

J'ai donné la folution à plusieurs de nos malades depuis que nous sommes dans ces quartiers, & elle a réussi sur tous.

§. 4.

J. J. âgé de 33 ans, d'une forte constitution & très-gras, avoit un bubon qui commençoit à paroître à l'aîne droite avec beaucoup d'inflammation, un *phimosis* & des chancres sur le gland & le prépuce. Il a pris la solution deux fois par jour pendant vingt jours. Les chancres se sont cicatrisés, le gonflement & la dureté de l'aîne ont disparu. Il a continué le reméde de même que ci-dessus pendant sept jours de plus, & encore la moitié de cette dose pendant une semaine. Dans ce cas, le sublimé a réussi à merveille. Le malade avoit été saigné & avoit pris quatre médecines avant que de commencer l'usage de la solution.

§. 5.

L. D. âgé de 21 ans, avoit des excroiſſances & des excoriations autour de *l'Anus*. Il a pris la ſolution pendant 30 jours, & eſt guéri parfaitement. Environ vers le vingtiéme jour, ſa bouche devint douloureuſe, & en moins de 24 heures, il cracha plus d'une pinte & demie. Tant que ſa bouche a été malade, il n'a pas fait uſage du reméde.

§. 6.

W. B. âgé de 41 ans, avoit un bubon dans l'aîne gauche. Après la ſéparation de l'eſcarre, l'ulcere devint extrêmement ſale & fongueux. Il a pris la ſolution pendant un mois, & eſt parfaitement guéri. Ceux qui ont des bubons, ne commencent jamais l'uſage du reméde que les bubons ne ſoient ouverts.

§. 7.

J'AI donné le fublimé corrofif à dix ou douze malades , & il m'a toujours réuſſi , excepté pour C. & j'ai beaucoup meilleure opinion de ce reméde maintenant, que lorſque nous étions à Blandfort.

Je donne la folution de la façon que vous m'avez conſeillé a Blandfort. Peut-être une double doſe feroit-elle mal à l'eſtomac ou aux inteſtins. Car avec la ſimple doſe, nos maſades ſe plaignent quelquefois de mal à l'eſtomac ou de coliques.

§. 8.

M. Barker a informé derniérement le Docteur Pringle que J. W. qui après avoir pris deux cuillerées par jour, de la folution, pendant ſix ſemaines , & pendant une quinzaine après, une cuillerée par

jour, avoit été guéri en apparence, étoit retombé au bout de
deux mois, sans pouvoir être
soupçonné d'une nouvelle infection. M. Barker l'a fait saliver par le moyen des frictions,
& par-là il a calmé aussitôt tous
les symptomes. Mais il ajoute qu'il
n'y a que quinze jours que son
dernier traitement est fini. Monsieur Barker a écrit encore au
Docteur Pringle, que le nommé
C. dont il est parlé au commencement de la Lettre, a été parfaitement guéri, en continuant
l'usage du reméde & en prenant
de la décoction de salsepareille.
M. Barker a toujours observé la
proportion ordinaire, sçavoir d'un
demi-grain de sublimé, sur une
once d'esprit, & il n'a jamais ex-
cédé la dose d'une cuillerée deux
fois par jour.

De Devizes, le 28 Novembre 1756.

Nº. XXXI.

Observations nouvelles sur l'usage du sublimé corrosif, extraites du second Volume de l'Ouvrage qui a pour titre : Médical essays and Observations , London 1762.

§. 1.

L Es bons effets du sublimé corrosif dans la guérison des maladies vénériennes que nous avons exposé dans notre premier volume, ont été fort utiles au public, suivant ce qu'on nous à rapporté ; nos soldats parmi lesquels cette méthode a été premiérement introduite , ne font pas retenus & éloignés si long-tems de leurs devoirs , qu'ils l'étoient par le long traitement de la salivation dans les Hôpitaux ; & ce reméde ne

paroîtra pas moins néceſſaire &
moins avantageux dans le traitement des particuliers, ſi on fait
attention que, dans le grand nombre des cas vénériens que l'on
rencontre journellement, il y en
a pluſieurs, où l'état du malade
eſt tel qu'il rend la ſalivation ou
impraticable ou du moins dange-
reuſe ; & d'aurres cas où la gêne
& l'impoſſibilité de vaquer à ſes
occupations ſont très-nuiſibles aux
affaires du malade. Souvent la
paix & le bonheur de, peut-être,
plus d'une famille, dépend de ce
qu'on cache la maladie à ceux
même qui l'ont : & quelquefois
le Médecin a lieu de ſoupçonner
qu'un cas eſt vénérien, quoique
les ſymptomes ne ſoient pas aſſez manifeſtes pour authoriſer la
propoſition de faire ſaliver. Enſor-
te que, d'après ces conſidérations,
la découverte d'un reméde qui
eſt capable de guérir ce mal avec

tant de facilité, de sûreté & en
fi peu de tems, eft on n'en peut
douter, une excellente acquifition
pour la médecine, quand même
il manqueroit quelquefois, ou
que les malades retomberoient
après une guérifon qui auroit été
en apparence parfaite ; quoique
ce dernier cas eft peut-être plutôt dû à ce qu'on quitte trop-tôt
l'ufage du fublimé, qu'au manque d'efficacité du reméde même,
comme il paroît par les rapports
fuivants.

§. 2.

LE Docteur Pringle, qui fe
trouva au Camp dans l'Ifle de
Wight l'été dernier (de l'année
1757,) ayant eu occafion de voir
Mrs Gordon, Miller, Boyd &
Davies, quatre des fix Chirurgiens de Régiment dont les Lettres ont été publiées dans le pre-

mier Volume de ces observations,
& ayant trouvé que ces Messieurs
continuoient de se servir du même
reméde, leur demanda qu'ils com-
muniquassent à la Société toutes
les observations nouvelles qu'ils
avoient faites sur l'usage du sublimé. Ce qu'ils ont tous fait,
excepté Mr Davies; qui ne pouvoit pas le faire, a ce que croit
Mr Pringle, parce que le Régiment auquel il étoit attaché fut
commandé pour aller en Amérique immédiatement après son retour des côtes de France. Mais
Mr Pringle nous assure que tout
le tems que ce corps a été cam-
pé dans l'Isle de Wight, il a eu
un plus grand nombre de maux
vénériens à traiter qu'aucun des
autres ; & que dans tous les cas
où les mercuriaux étoient nécessaires, Mr Davies n'avoit fait usage que de la solution de sublimé, & avoit eu autant de suc-

cès qu'auparavant. Le Docteur
Pringle ajoute , que Mr Davies
ainsi que les autres Chirurgiens,
avoient commencé à donner des
doses plus fortes ; que quand ce
reméde causoit quelque mal à
l'estomac , ils divisoient la dose
en plus de deux prises dans les
vingt-quatre heures ; & que Mr
Davies s'étoit convaincu par des
expériences ultérieures , que la
proportion recommandée par le
Baron de van Swieten étoit meilleure que celles qu'il avoit essayées
& dont il a fait mention dans sa
seconde Lettre au Docteur Pringle , publiée dans le premier Volume.

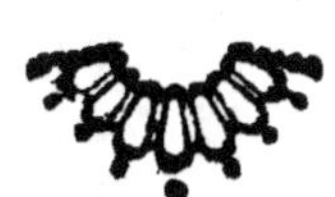

N°. XXXII.

Lettre de Monsieur Miller à la Société.

§. I.

Messieurs,

Comme j'apprends que vous deſirez avoir de nouvelles inſtructions des Chirurgiens des Régiments, qui ont les premiers fait l'eſſai du ſublimé dans ce Pays, pour le traitement de la vérole ; & comme vous avez publié dans le premier Volume de vos Obſervations une de mes Lettres qui contient l'hiſtoire de quelques guériſons opérées par ce reméde, je vous envoye de nouvelles obſervations pour vous prouver de plus en plus les bons

effets du sublimé dans la guérison
de cette maladie.

§. 2.

LES dix-sept malades dont j'ai
parlé dans ma première Lettre
ont tous été parfaitement guéris,
& aucun d'eux n'est retombé depuis. La jeune femme dont je vous
ai fait l'histoire, & qui étoit presque guérie, l'a été parfaitement
quelques jours après le départ de
ma lettre. Je l'ai vûe quelquefois
depuis, & j'ai trouvé qu'elle continuoit de jouir d'une parfaite
santé.

Je ne puis pas être certain du
nombre de ceux que j'ai guéri par
ce reméde ; mais quand je dis
soixante, je suis sûr que je dis
beaucoup moins que je ne dois.

§. 3.

J'AVOIS deux malades l'hyver
passé,

paffé , chez lefquels les fymptômes vénériens ont reparu prefque auffi-tôt après qu'ils eurent
été renvoyés de l'Hôpital. Ceci ,
je crois , peut être attribué à ma
trop grande confiance dans le reméde , ce qui a été caufe que je
lés ai gardé trop peu de tems
dans ce traitement ; car en per-
févérant un peu je les ai parfaitement guéris ; & étant convaincu
que j'ai eu tort , j'ai foin maintenant de leur faire continuer le
reméde encore quelque tems après
que tous les fymptomes ont difparu.

J'ai eu feulement deux cas , &
c'étoit deux jeunes gens , dans lefquels le reméde n'a pas réuffi ; mais
je fuis tenté de croire que c'étoit
entiérement leur faute ; car ils
n'ont jamais voulu s'aftreindre à
garder la maifon , ni obferver une
dietre modérée , ni continuer le
reméde affez long-tems ; mais ils

G

faifoient tout ce qui leur plaifoit, & étoient dehors, dans le tems qu'ils auroient dû fe foigner chez eux.

Je ne peux pas rendre d'autres raifons du mauvais fuccès du fublimé dans les cas ci-deffus ; mais je croirois mal faire de le recommander fi fortement comme un reméde contre les maladies vénériennes , fans parler des cas particuliers dans lefquels il n'a pas réuffi.

<h3 style="text-align:center">§. 4.</h3>

J'ai guéri par ce reméde deux perfonnes qui avoient des ulcéres vénériens confidérables aux amigdales, & leur maladie duroit depuis plufieurs mois ; mais comme ils étoient d'une complexion délicate & que je craignois en le donnant à grandes dofes, je leur ai ordonné de boire matin & foir un demi-feptier d'une forte décoction de salsepareille tiéde après avoir pris le reméde mercuriel, & ils sont tous les deux parfaitement rétablis. Ils n'ont pris qu'une demi-once de solution deux fois le jour, mais ils ont continué le traitement pendant un mois.

§. 5.

PAR méprise, j'ai préparé au commencement ce reméde dans la proportion de vingt grains de sublimé pour trente - deux onces d'eau - de - vie ; mais a présent je me conforme à la proportion du Baron de van Swieten, qui est de seize grains pour trente-deux onces d'esprit ; & après que le malade en a pris deux ou trois fois, j'augmente la dose jusqu'à une once matin & soir, quand la constitution peut le supporter.

§. 6.

J'AI remarqué que cette solution guérit de la manière la plus douce quand elle agit par la tranfpiration , ou par l'urine , ou par toutes les deux à la fois. Son action eft violente quand elle agit par les inteftins. Dans un cas elle a produit une diarrhée opiniâtre; c'eft pourquoi quand elle caufe plus de deux felles dans les vingt-quatre heures j'interromps la folution pour un jour ou deux , & je trouve qu'alors en général la purgation s'arrête fans l'ufage d'opiates ni d'aucun autre aftringent, Quand le mercure porte à la bouche , ce qui arrive rarement, je me fers de la même méthode , & je crois voir que c'eft avec le même fuccès.

§. 7.

On m'a dit que c'étoit la coutume de quelques perfonnes de diffoudre une grande quantité de fublimé dans l'efprit de vin , &

de donner cette solution par gouttes. Mais comme on ne peut pas
s'affurer fi bien de la dofe de cette maniére ; & que peut-être le
fublimé n'eft pas autant dulcifié
qu'il auroit été par une plus grande quantité d'efprit , je craindrois
que le reméde n'agît avec trop
de violence & qu'il n'excitât un
ptyalifme ou falivation exceffi-
ve. La douleur d'eftomac , & les
efforts pour vomir , dont j'entends
quelques gens fe plaindre , (mais
auxquels aucun de mes malades
n'a jamais été fujet) peuvent auffi
être dûs à cette maniére de préparer le reméde ; à moins qu'on
n'en trouve la raifon dans ce qu'on
donne à boire au malade une trop
grande quantité de tifane chaude après la dofe du matin.

Je crois qu'il eft néceffaire de
faire obferver à tous les malades
qui fe fervent de ce reméde un
régime exact , & je penfe que la

grande raifon pourquoi il manque à
fon effet chez d'autres, c'eft le
peu d'attention à cet égard, jointe
à ce qu'ils ne gardent pas la maifon * ?

Quand les fymptomes font vio-
lents, & la conftitution forte, on
doit toujours donner une forte
dofe du reméde.

Je foumets à votre jugement ces
idées que je viens de jetter fur le
papier.

De Winchefter, le 4 Février 1758.

* M. Miller, dans une des Lettres fuivan-
tes, a exprimé fes idées fur ce fujet, de cette
maniere : » à l'égard de l'obligation de gar-
» der la maifon, je l'ai entendu entiérement
» de la pratique particuliere, & je ne parle
» pas de nos Hôpitaux, puifque dans ces
» endroits on peut forcer à l'obéiffance ;
» mais chez les particuliers, je trouve qu'ac-
» corder une petite faveur, c'eft donner la
» liberté d'être déréglé ; & par rapport à
» cela j'ai recommandé de gêner le malade.
» Quant à ceux que je traite de maladies
» vénériennes, je leur permets l'été de fe
» promener dans la cour de l'Hôpital, mais
» dans l'hyver ils ne fortent point.

Nº. XXXIII.

Lettre de M. Abraham Gordon.

§. I.

MESSIEURS,

Après l'honneur que vous avez fait à mon exposé des effets du sublimé dans la guérison de la vérole, en le publiant dans votre volume d'observations, je me flatte que vous apprendrez avec plaisir jusqu'à quel point les guérisons, dont j'ai fait mention dans ma relation, se sont soutenues; & les autres remarques que j'ai fait sur l'opération de ce reméde depuis ce tems-là.

C'est avec grand plaisir que je puis vous dire, qu'aucun des soldats qui ont été guéris par le moyen du sublimé, dans le camp

de Shroton en Dorsetshire, dans
les mois d'Août & de Septembre 1756, n'a eu de rechûte.
Les seuls cas dans lesquels il
y auroit quelque apparence que
le reméde a manqué son effet,
sont ceux de deux hommes dont
j'ai pris soin dans la suite à Plymouth, pour des véroles confirmées, qui duroient depuis quatre
ou cinq mois ; & qui alors prirent la dose entiére de la solution
(sçavoir deux cuillerées soir &
matin) pendant plus de trois semaines. Et de ces deux j'ai grande raison de croire qu'il y en avoit
un qui étoit guéri, puisqu'il s'est
déja écoulé dix mois depuis qu'il a
pris le reméde, que sa maladie à
présent est seulement un écoulement virulent (symptome qu'il
n'avoit pas à Plymouth) & que
d'ailleurs cet homme avouoit
qu'il avoit vu une femme publique après son arrivée dans ces

quartiers-ci. A l'égard de l'autre, je crois réellement que fa guéri-fon n'étoit pas complette ; il lui arrivoit fréquemment de s'enyvrer dans le tems qu'il demeuroit à l'Hôpital ; & comme il étoit à tous égards fort déréglé dans fa condui-te, il ne feroit pas étonnant que le reméde eût manqué fon effet fur un pareil fujet. Lorfqu'il s'eft ad-dreffé à moi dans cette Ville, il avoit plufieurs ulcéres vénériens aux aînes, & la galle autour du *fcrotum*, fymptomes qui étoient les mêmes qu'il avoit eu en arri-vant à Plymouth. Cet homme ayant depuis pris la dofe entiére de la folution, & ayant été contraint de refter dans une chambre chaude pendant ving quatre jours, il fe por-te à préfent fort-bien. Le reméde le purgea cinq ou fix fois par jour dans le commencement du trai-tement, mais depuis ce tems-là, fa principale action a été par les

G v

urines & par les fueurs pendant
la nuit.

§. 2.

Depuis ma premiere Lettre datée du mois de Février dernier, j'ai
eu trente-cinq cas vénériens fous
ma direction, qui joints aux premiers font en tout foixante & dix:
& comme il n'y a eu jufqu'à préfent
nulle apparence de rechûte dans
ce nombre, excepté les deux cas
dont je viens de faire mention (&
à proprement parler qu'un) nous
avons les plus grandes raifons de
croire que les guérifons ont été
complettes, & par conféquent que
cette méthode eft excellente, non-
feulement par rapport à fa facilité, à fa douceur & à fa fûreté,
mais auffi par rapport à fa certitude, fi l'on obferve les régles
convenables que j'ai tâché d'ex-
pofer en détail dans le rapport
déja publié.

§. 3.

JE dois vous faire obferver que la plûpart des cas que j'ai eu à traiter depuis quelque-tems avoient quatre mois d'ancienneté, & comme le mal n'étoit point accompagné d'une inflammation confidérable, je n'ai pas fait faignet avant de prendre le fublimé. La plûpart des fymptomes étoient des chancres fur le gland & le prépuce, & quelques-uns avoient des rhagades autour de l'anus. J'ai été quelquefois obligé cet hyver d'interrompre l'ufage du reméde parce que les malades s'enrhumoient; circonftance qui me force alors de les tenir renfermés dans leur chambre.

§. 4.

IL eft à propos auffi que vous fçachiez que dans les très-grands froids, je n'ai donné qu'une cuil-

lerée de la folution en 24 heures,
& je n'ai fait boire aux malades
que depuis une pinte jufqu'à trois
chopines d'eau d'orge par jour.
Peut-être ne devons-nous pas paffer cette dofe dans l'hyver avec
ces malades, & feroit-il à propos
de les obliger à garder leur chambre ; par ce moyen le Mercure ne
montera pas à la bouche ni ne cau-
fera pas de diarrhée : mais dans
les mois d'été, on peut adminiftrer en toute fûreté la dofe entiere
de deux cuillerées, foir & matin ;
& même on peut leur permettre
un peu d'exercice pour exciter la
tranfpiration.

§. 5.

A L'EGARD de la quantité de
leur boiffon je crois que trois chopines dans les vingt-quatre heures fuffifent. Si on fe fert de lait
on doit le faire bouillir avec par-

ties égales d'eau. Je ne crois pas que le lait ait aucune vertu particuliére en pareil cas ; mais je trouve qu'en général les malades l'aiment mieux que les autres liquides, & ils me difent , qu'ils ne font pas fi fujets aux maux de cœur en prenant le reméde , quand ils le boivent mêlé avec le lait.

§. 6.

JE me fuis fervi depuis peu du reméde compofé qui fuit pour le panfement des chancres (tandis que les malades étoient dans l'ufage du fublimé) & j'ai trouvé que c'étoit le meilleur que j'aye jamais effayé pour cela.

℞ vitriol blanc calciné , & vitriol romain calciné, de chaque une demi-once ; alun brûlé & camphre, de chaque un gros & demi; bol d'Arménie, deux gros; mêlez.

Il faut que le camphre soit premiérement broyé avec quelques gouttes d'huile d'amandes dans un mortier de marbre, ensuite il faut ajouter les autres ingrédients réduits en une poudre très-fine, & garder le tout dans une bouteille bien bouchée, pour l'usage. On doit mettre une once & demie d'eau bouillante par demi gros de cette poudre. C'est ma proportion ordinaire, que je varie selon les circonstances. L'application de ce reméde guérit les chancres les plus opiniâtres dans l'espace de cinq ou six jours. Il faut secouer ce mélange avant de s'en servir, & en imbiber un peu de charpie fine que l'on appliquera chaque jour sur la partie malade jusqu'à ce que les chancres soient entiérement guéris. On sentira de la douleur, & il sortira un peu de sang quand on fera les pansements. Ce reméde est un fort astringent;

mais il ne fera pas difparoître les chancres qu'ils n'ayent fuffifam-ment fuppurés.

§. 7.

AVANT de conclure, il faut que je faffe remarquer que ni moi, ni aucun des Chirurgiens de Régiment, qui fe font fervi du reméde dans le même tems que moi, n'avons jamais regardé le fublimé comme un reméde propre pour la gonnorrhée virulente ; nous avons toujours entendu par le terme *lues venerea* une vérole confirmée, fans y comprendre l'écoulement virulent, qui, s'il n'eft pas accompagné d'autres fymptomes, fe guérit fans aucun reméde mercuriel.

Si quelqu'un des hommes que j'ai crû guéris retombe, fans les plus fortes raifons de croire qu'il a été infecté de nouveau, je ne manquerai pas de vous en faire part, n'ayant pas d'autre vue que de rendre au public un compte impartial des essays que j'ai fait dans notre Régiment avec le nouveau reméde.

De Plymouth, le 11 Décembre 1757.

N°. XXXIV.

Extrait d'une Lettre de Monsieur Abraham Gordon au Docteur Pringle.

Monsieur,

J'ai été consulté il y a quelque jours par un homme que j'ai traité précédemment d'un mal vénérien; il avoit commencé à prendre le sublimé l'été dernier, dans le tems que nous campions à Dorchester, & l'avoit ensuite fini en allant à l'Isle de Wight. Les symp-

tomes qu'il avoit alors étoient un
bubon dur, sans inflammation, &
des pustules ou une galle autour du
scrotum ; il prit la dose entiere du
reméde, (c'est-à-dire deux cuillerées deux fois le jour) pendant
vingt-neuf jours, & fut renvoyé
de l'Hôpital parfaitement guéri
suivant toute apparence. Ce même homme a maintenant des ul-
cères dans le gosier ; il m'assure
qu'il ne s'est point exposé à gagner
de nouveau la maladie depuis ce
tems-là. Mais je ne sçai pas si je
dois le croire, car c'est un yvrogne,
& il cherche peut-être à m'en im-
poser.

N°. XXXV.

Lettre de Monsieur Boyd à la Société.

MESSIEURS,

AYANT appris que la *Société*
de Médecine feroit bien-aife de
fçavoir quels ont été derniérement les bons & les mauvais fuccès du fublimé, je puis vous affurer, que toutes les guérifons que
j'ai rapporté dans ma Lettre que
vous avez publiée dans votre premier Volume d'Obfervations, ont
été durables ; & que plufieurs autres de mes malades ont été traités de la même maniére avec un
fuccès égal.

En général je trouve que le
fublimé réuffit beaucoup mieux
dans le traitement (de ce qu'on

appelle proprement *vérole*) qu'aucune autre préparation mercurielle que jaye essayé jusqu'ici , pendant tout le tems que j'ai servi
dans l'Armée , c'est-à-dire depuis
le commencement de la derniere
guerre.

Le régime est une eau de gruau
pour déjeuner , & de même pour
souper ; pour dîner un peu de
bouillon foible , fait avec le mou-
ton dépouillé de sa graisse : car je
ne veux pas qu'on donne rien qui
soit de nature huileuse pendant le
cours du traitement , dans l'idée
que j'ai qu'il pourroit beaucoup
détruire de son efficacité. Je ne
m'imagine pas que des délayants
convenables puissent en aucune
maniére être nuisibles. La quantité que j'ordonne généralement
est de trois chopines par jour d'u-
ne eau de gruau légere.

J'ai trouvé que le reméde suivant étoit utile dans les ulcéres vénériens. Prenez eau de fontaine ou de riviere, deux onces; miel ægyptiac, deux gros, mêlez. On appliquera un peu de charpie imbibée de cette liqueur, sur la partie malade, deux fois par jour. Dans un *phimosis* accompagné d'ulcéres, on doit l'injecter entre le gland & le prépuce deux ou trois fois le jour.

Je me suis aussi servi du reméde suivant avec un heureux succès dans les gonorrhées récentes après avoir dissipé l'inflammation par le moyen des saignées. Prenez eau de plantain ou de fontaine, quatre onces; onguent ægyptiac, deux gros; mêlez pour servir à faire des injections deux fois par jour.

Ce reméde a pour Auteur *Petrus Forestus*, qui le recommande fortement pour gargarisme ou lotion dans les ulcéres de la bou-

ɔme & de la gorge, qui font vénériens. Voyez *Obfer. 21. Lib.*
xxxij.

I D'Exon, le 3 Janvier 1758.

N°. XXXVI.

Lettre du Docteur Alexandre
Ruffel à Meffieurs de la Société.

§. I.

MESSIEURS,

PAR plufieurs effays que j'ai fait
avec la folution de fublimé pour
guérir des maladies vénériennes,
& par ceux que j'ai appris avoir
été faits par d'autres, je crois que
parmi les perfonnes qui l'ont
éprouvé, comme il convient, il
y en a peu qui ne foient convain-
cus de fon efficacité pour diffiper
les fymptomes des maladies véné-

riennes avec douceur, sûreté & promptitude : mais comme il ne nous eſt pas toujours poſſible, à cauſe des circonſtances où ſe trouvent les malades, de déterminer ſi les effets de ce reméde ſont durables, je vous ai envoyé le petit nombre de cas ſuivants, dans leſquels j'ai eu la facilité de ſçavoir l'état de la ſanté du malade, au moins quelques mois après la guériſon.

§. 2.

L A proportion du ſublimé à la liqueur ſpiritueuſe, dont on s'eſt ſervi dans les cas ſuivants, étoit celle que M. Gordon à expoſé dans votre premier volume, c'eſt-à-dire un grain pour deux onces d'eſprit. La doſe étoit variée ſuivant les circonſtances. Les malades n'étoient point obligés de garder la maiſon, même dans l'hy-

ver, excepté le soir ; & on leur
permettoit de prendre modéré-
ment de toute nourriture qui étoit
de facile digeſtion, & principalement des liquides ; mais on leur
défendoit les acides & toutes les
liqueurs fermentées ; & on leur
ordonnoit de prendre la ſolution
dans environ un demi-ſeptier d'eau
d'orge ; & de boire copieuſement
de la même eau, ou ſeule ou mêlée avec du lait.

Le reméde n'a porté à la bouche ou cauſé la ſalivation dans
aucun de ces cas, j'ai cependant
ſçû que cela étoit arrivé à d'autres
ſujets, ſurtout quand on les tenoit
chaudement. Dans quelques-uns il
a occaſionné des ſelles liquides
que le *Julep. è cret.* à eu bientôt arrêté : ſon action par les ſueurs
& les urines, quoique remarquable dans quelques-uns, a été cependant à peine ſenſible dans d'autres qu'il a guéris également.

§. 3.

I. Observation.

Un jeune homme âgé de 2[..]
ans, naturellement robuste & d'u[..]
ne bonne santé, étoit attaqué d[..]
la vérole depuis un an, & les symp[..]
tomes augmentoient nonobstan[..]
un long usage des mercuriaux [..]
il est vrai qu'on ne l'avoit pas fai[..]
saliver. Ce dont il se plaignoi[..]
quand je l'ai vû, étoit un gro[..]
bubon endurci dans chaque aîne[..]
des galles sur la partie chevelue d[..]
la tête; des pustules de couleu[..]
de cuivre sur le front, la face, &[..]
la plûpart des parties du corps[..]
des douleurs nocturnes dans les o[..]
des jambes; les glandes amig[..]
dales très-enflées & dures, ave[..]
un ulcére sordide sur chacune; l[..]
voile du palais legérement ul[..]
céré, & très-enflammé; cette in[..]
flammation occupoit tellement l[..]
palais,

palais, que jointe avec le fon de la voix, on avoit lieu de foup-çonner que l'os du palais étoit at-taqué.

Le malade fe trouvant dans le cas de ne pouvoir fubir le traite-ment de la falivation fans que fes affaires en foufriffent beaucoup, je me déterminai à effayer la fo-lution de fublimé. En conféquen-ce je lui ordonnai d'en prendre une cuillerée foir & matin, de toucher les ulcéres du gofier avec le *miel ægyptiac*, & de fe fervir d'un gargarifme ordinaire. Au bout de peu de jours il alloit déjà fenfiblement mieux ; dans l'efpa-ce d'environ quinze jours tous les fymptomes diminuérent confidé-rablement ; & à la fin de la troifié-me femaine, en comptant depuis qu'il avoit commencé à prendre de reméde, il étoit entiérement exempt de toute douleur. Cepen-dant il a encore continué la folu-

H

tion à la même dose pendant huit
jours , & une fois par jour pendant environ dix jours. Il y a à
présent près de trois ans qu'il a
été guéri ; & il n'a jamais eu depuis le moindre signe de rechute.

§. 4.

II. Observation.

N. âgé de 30. ans , d'une constitution délicate & atrabilaire , &
qui avoit une maniére de vivre peu
réguliére , étoit malade depuis
cinq mois : dans le tems qu'il a
commencé à prendre le reméde ,
il avoit des ulcéres sordides considérables , dans le gosier & au palais , dont quelques-uns avoient
rongé profondément ; la racine de
la langue étoit couverte de plusieurs excroissances semblables à
des poireaux : il avoit eu une gonorrhée virulente avec des chancres , qui étoient alors guéris

Je lui ordonnai de prendre deux cuillerées de la solution le soir & une le matin, & de se servir du *miel ægyptiac*, & du même gargarisme que dans le cas précédent.

Il vint chez moi au bout de neuf jours, & alors je trouvai les ulcéres presque guéris & les excroissances ressemblantes à des poireaux beaucoup plus petites, quoique cet homme ne fut régulier ni dans l'usage du reméde, ni dans sa maniére de vivre. Je l'ai vû environ trois semaines après : il étoit alors en apparence tout-à-fait exempt de mal, quoiqu'il neût pris de son propre aveu que deux bouteilles de la solution, qui ne contenoient que six grains de sublimé, & quoiqu'il vecût à peu près à sa maniére ordinaire. J'ai tâché de le convaincre de la nécessité de vivre plus réguliére-

ment , & de continuer le reméde encore quelque-tems ; mais j'ai
vû dans la suite que mes conseils
n'avoient pas eu l'effet que j'avois
desiré. Car environ un mois après
il revint avec un ulcére aux amigdales ; sa tête & tout son corps
étoient remplis de pustules vénériennes , & il m'avoua qu'il n'a-
voit pas pris du reméde depuis
que je l'avois vû.

Je lui ordonnai la solution comme auparavant , & une pinte de
décoction de salsepareille , chaque
jour ; par le moyen desquels ses
maux furent entiérement dissipés
en quinze jours ; néanmoins il continua encore ces remédes quinze
jours de plus : je l'ai vû six mois
après, il me parut alors se bien porter. J'ai eu occasion il y a quelques semaines de m'informer de
l'état de sa santé à un de ses amis,
& j'ai sçû qu'il a continué de se
bien porter , quoiqu'il y ait à pré-

fent plus de deux ans qu'il a été
traité.

§. 5.

III. Observation.

N. âgé de 25 ans, robuste &
sain, avoit eu plusieurs fois une
gonorrhée virulente, & il y avoit
environ six mois qu'il avoit eu
plusieurs éruptions croûteuses sur
le péricrane, qui ont disparu par
l'usage des *pilules mercurielles*. Son
mal alors étoit un ulcére large &
sordide à l'amigdale droite.

Il commença par prendre une
cuillerée de la solution soir & matin ; au bout de quelques jours on
augmenta la dose du soir jusqu'à
deux cuillerées. Quoiqu'il fût extrêmement régulier, & gardât
exactement la chambre, il s'est
écoulé quinze jours avant qu'il y
ait eu aucune marque de diminu-
tion du mal, & un mois avant qu'il

ait été entiérement guéri ; il a continué encore l'usage du reméde
dix jours de plus ; il se portoit
bien quinze mois après , tems
auquel je l'ai vû pour la derniere
fois.

§. 6.

IV. OBSERVATION.

N. âgé de 35 ans avoit gagné le
mal à Naples , six mois avant le
tems auquel je l'ai vû , & alors je
lui ai trouvé un ulcére chancreux,
profond & sordide , qui couvroit
la moitié du gland.

Il prit une cuillerée de la solution soir & matin , & on lui fit
des fomentations ou lotions avec
une once d'eau de chaux & un
gros de mercure doux préparé. En
moins de quinze jours le mal parut entiérement guéri. Il continua
de se bien porter en apparence
quatre mois après ; je n'en ai pas
entendu parler depuis.

§. 7.

V. OBSERVATION.

N. Un jeune homme d'environ 8 ans, qui, pour un chancre sur le gland, avoit pris le mercure doux entremêlé de purgatifs pendant plusieurs semaines sans se trouver mieux, a été guéri dans l'espace de quinze jours par la solution & la lotion, comme dans le cas précédent. Je l'ai questionné dix mois après, & j'ai trouvé qu'il se portoit bien.

§. 8.

VI. OBSERVATION.

N. âgé de 22 ans, avoit des chancres & des poireaux vénériens sur le gland & le prépuce depuis huit mois ; il prit une cuillerée de la solution soir & matin ; en trois semaines les chancres furent guéris : il a encore còntinué le reméde huit jours de plus. On a fait détruire les poireaux par un cauſtique. Cet homme s'eſt marié environ un an après. Il y a maintenant plus de deux ans qu'il a été guéri, & il n'a encore paru depuis aucun ſymptome de vérole ni de ſon côté, ni de celui de ſa femme.

§. 9.

VII. Observation.

N. âgé de 30 ans, a été ſouvent infecté de vérole, depuis ſix ans; il a eu des chancres pluſieurs fois dans le goſier, & une fois des ulcéres ; tous ces ſymptomes ont été diſſipés alors ſans ſalivation. Ce dont il ſe plaignoit étoit un gros bubon endurci dans l'aîne droite, & des éruptions croûteuſes vénériennes ſur le corps, & principalement ſur les cuiſſes.

Il prit une cuillerée foir & matin, mais avant d'avoir fini les
fix grains de fublimé, il fut obligé de le quitter & de paffer en
Flandres pour des affaires preffan-
tes. Il revint environ trois femaines après, exempt de toute douleur; néanmoins il fe remit à l'u-
fage de la folution, & l'a continué encore pendant quinze jours;
il y a maintenant quinze mois
qu'il eft guéri, & il continue à fe
porter parfaitement bien.

§. 10.

VIII. Observation.

N. âgé d'environ 32 ans, d'une
complexion délicate, atrabilaire,
& jouiffant pour l'ordinaire d'une
bonne fanté, fut attaqué dans le
mois d'Avril 1758, d'une fiévre
qui au bout de quelque-tems devint une intermittente réguliére,
& fut guéri par le moyen du quin-

H v

quina. Cependant ſon appétit &
ſes forces ne revinrent pas ; il
continua à être fatigué de douleurs violentes dans les os ; quelque-tems après il lui ſurvint une
petite toux ſéche ; ſon pouls devint fréquent , & nonobſtant tous
les remédes qu'on avoit employé,
lorſque je le vis pour la premiere
fois au commencement d'Octobre,
ce n'étoit qu'avec la plus grande difficulté qu'il pouvoit faire
une centaine de pas. Je lui preſ-
crivis l'uſage des remédes ordinaires & du lait ; il les prit exactement pendant environ dix jours
ſans qu'il y eut de mieux ; comme j'obſervai que les douleurs qui
n'incommodoient que peu le malade pendant le jour , augmentoient beaucoup la nuit, & ſe faiſoient ſentir principalement dans
l'intérieur des os ; je lui demandai s'il n'y avoit pas lieu de ſoupçonner dans ſon mal une infection

vénérienne ; il m'avoua fans hé-
fiter, qu'il s'étoit mis fouvent dans
le cas de gagner la vérole ; qu'environ dix ans auparavant, il avoit
eu, étant en Italie, des chancres,
un bubon & une gonorrhée, &
que ces maux avoient été guéris
fans qu'on l'eut fait faliver. Il
s'étoit bien porté, ajoûta-t'il, pendant deux ans, après quoi il avoit
eu une gonorrhée, avec les fymptomes ordinaires de l'efpéce qu'on
nomme *Chaude-piffe cordée*, &
de l'ardeur en urinant ; mais ce
mal avoit cédé en peu de tems
au traitement ordinaire.

Ces connoiffances me détermi-
nerent à effayer la folution de
fublimé ; en conféquence je lui
ordonnai d'en prendre, matin &
foir, une cuillerée dans un verre
de décoction de falfepareille, &
de boire une pinte de cette décoction par jour. Il eft étonnant
avec quelle promptitude les bons

effets de ce traitement se mani-
festerent , tous les symptomes
étant considérablement diminués
en peu de jours , & il fut entiérement guéri en un peu plus qu'une
semaine : néanmoins il continua
à prendre les remédes pendant
encore quinze jours, & il se trouva bientôt être en aussi bonne santé
qu'il eût jamais été : il continuoit
à en jouir, lorsque je le revis
quinze mois après sa guérison.

N°. XXXVII.

*Extraits de Lettres du Docteur
Robert Whytt à M. Pringle,
le 15 Janvier 1757.*

§. 1.

MONSIEUR,

NOUS avons eu ici plusieurs
exemples d'ulcéres carcinomateux

ou phagedœniques au visage ,
guéris par le reméde du Baron van
Swieten pour la vérole , je veux
dire la solution du sublimé corrosif dans l'esprit de grain (1).
Nous l'administrons depuis une
jusqu'à deux cuillerées à bouche
par jour, & nous ordonnons aussi
de laver les ulceres avec. Dans
un cas l'usage interne seul a guéri
une personne dont tout le visage
étoit couvert d'un ulcére de cette
espéce ; mais la guérison ne fut
complette qu'au bout de trois
mois ; & pendant ce temps le
malade avoit pris deux ou trois
pintes du reméde.

(1) Le Docteur Whytt suppose toujours
que le reméde est composé suivant les pro-
portions exposées dans le premier Volume des
Recherches & Observations Médicales, voyez
N°. XX. de ce Recueil , page 60.

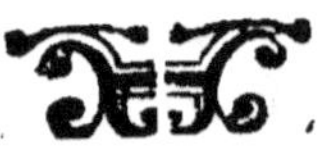

Extrait d'une Lettre datée d'Edim-
bourg , le 17 Mars 1757.

§. 2.

M ONSIEUR,

C OMME vous avez remarqué
dans votre Lettre précédente que
le mot *phagedœnique* avoit une
signification très-vague , j'ai in-
féré ici deux Observations prises
du Regiftre de l'Infirmerie Royale : le premier cas eft celui d'un
ulcére carcinomateux fur la joue
& fur le nez ; l'autre d'un ulcére
fur la jambe , de l'efpéce qu'on
appelle communément fcorbutique ; ils ont été tous les deux
guéris par la folution. Nous avons
eu une autre preuve encore plus
remarquable de l'efficacité de ce
reméde. Une femme de Dalheith ,
il y a environ 14 ans , grata une

croûte ou un poireau qui étoit fur une de fes tempes. Il s'enfui-vit une inflammation & un ul-cére à cette partie qui s'étendit fur tout le vifage , qui rongea une grande partie des lévres & la pointe du nez , & qui defcen-dit fur la peau de fon col jufqu'à la clavicule. Cette femme ayant pris trois ou quatre pintes de cette préparation mercurielle , pa-rut guérie dans l'efpace de trois ou quatre mois. La peau de fon vifage étoit encore comme font com-munément les parties qui ont été fortement brûlées (1).

(1) Le Docteur Whytt donne la fuite de cette Obfervation dans une Lettre datée du 11 de Novembre 1758 , en ces termes. « La » femme de Dalheith, dont la tête, le vifa-» ge & la poitrine étoient couverts d'un » *herpes exedens* , ou d'un ulcére phagedœni-» que , étoit en apparence tout-à-fait guérie » par le fublimé. Cependant après l'avoir in-» terrompu pendant un efpace de temps » confidérable , l'ulcére reparut , mais il fut » bientôt arrêté , en recommençant l'ufage » de la folution ; depuis ce temps elle a été

Je ne vous parlerai plus que d'un autre cas, c'eſt celui d'un homme d'environ 57 ans , qui étoit un de mes malades & qui avoit une eſpéce d'ulcere chancreux ſur le nez proche l'angle interne de l'œil. Il avoit ſalivé pendant trois ſemaines par le moyen des *pilules mercurielles* de la *Pharmacopée d'Edimbourg* , & pendant ce temps le mal étoit devenu ſenſiblement plus grand. Je lui fis laver fréquemment , chaque jour , la partie malade , au commencement avec la ſolution ordinaire , & enſuite avec une préparation plus forte du même genre , c'eſt-à-dire avec un ſcrupule de ſublimé ſur une pinte d'eſprit. Au bout de trois ou quatre ſemaines , la plus grande partie

» ſouvent menacée du renouvellement de ce
» mal ; mais elle a toujours été en état d'en
» arrêter le progrès, en ayant recours à ſon
» reméde.

de l'ulcére paroiſſoit mieux, avoit moins de ſubſtance granulée, & ſembloit commencer à bien aller; dans d'autres parties il paroiſſoit qu'il s'étendoit davantage. Le malade allant en campagne, je lui ai donné une pinte de ce reméde pour l'uſage interne, & une plus forte ſolution pour l'uſage externe; mais depuis ce temps-là je n'en ai pas entendu parler. L'ulcére qu'avoit cet homme, étoit de l'eſpéce appellée *herpes exedens*, *eſtiomen*, *noli me tangere*, ou *ulcus depaſcens* (1).

(1) Le Docteur Whytt dans une Lettre datée du 30 Avril 1757, a informé le Docteur Pringle, » qu'ayant vu ce malade chez lui deux jours » auparavant, il avoit été ſurpris de trouver » un auſſi grand changement dans l'ulcére; » que tout ce qui démontroit que cet ulcére » étoit malin & rongeant, étoit tout-à-fait » diſſipé; & que l'ulcére, au lieu d'ichor, » fourniſſoit une matiere blanche, épaiſſe & » bien mûre, qu'il avoit la couleur d'un ul- » cére très-bénin, & qu'il étoit moitié » moins grand qu'auparavant; que la malade » s'étant remis à l'uſage interne de la ſolu-

Il paroîtroit par ce dernier cas, comparé avec d'autres, que la folution produit de plus grands effets pour la guérifon de ces ulcéres malins, quand on la prend intérieurement, que quand on s'en fert comme topique; de-là on

» tion, en avoit pris encore une pinte, à la
» dofe d'une cuillerée, matin & foir; que le
» reméde n'avoit point caufé de falivation,
» & n'avoit été accompagné d'aucun autre
» inconvénient; qu'en même temps il avoit
» perfévéré à laver l'ulcere, deux fois le jour,
» avec la folution forte; & qu'afin de par-
» venir à une guérifon complette, il avoit
» ordonné au malade de continuer le reméde
» pendant fix femaines ou deux mois de plus,
» fi la partie n'étoit pas guérie avant ce
» temps-là.

Le Docteur Whytt a ajouté dans une Lettre poftérieure, » que l'homme qui avoit l'ul-
» cére chancreux, ou le *noli me tangere* fur
» l'os *unguis* du côté droit du nez, alloit
» beaucoup mieux par l'ufage interne de la
» folution de fublimé; mais comme il de-
» meuroit trop loin d'Edimbourg, on n'avoit
» pû lui fournir une nouvelle dofe, après qu'il
» eut ufé tout ce qu'il avoit emporté avec lui.
» Cependant en lavant l'ulcére, tous les jours,
» avec la plus forte folution, il a été un an
» fans que fon mal empirât.

feroit porté à conclure que de pareils ulcéres ne dépendent pas entiérement de l'état morbifique de la partie affectée, mais aussi de quelque vice dans le sang, & que lorsqu'il est corrigé par le sublimé, les ulcéres sont bientôt guéris.

N°. XXXVIII.

Observations extraites par le Docteur Whytt, du Registre de l'Infirmerie Royale d'Edimbourg.

I. OBSERVATION.

§. I.

GUILLAUME KERMOCH, âgé de 28 ans, avoit plusieurs ulcéres de nature carcinomateuse, sur la joue, le nez & la lévre supérieure. L'ulcere de la lévre supérieure l'avoit percé, & les parties environnantes étoient dures & confidérablement enflées. Celui de la joue étoit monté le long du nez prefqu'à la hauteur du canthus interne de l'œil. On voyoit autour des ulcéres, de l'inflammation qui s'étendoit, & des galles épaiffes & dures qui rendoient une matiere blanche & épaiffe en petite quantité, mais d'une fort mauvaife odeur. Le malade difoit que ces ulcéres avoient été caufés par une chute qu'il avoit faite fous un lourd fardeau, dans laquelle il avoit été bleffé au vifage.

§. 2.

On commença par lui mettre un cataplafme émollient fur la joue, & il prit pour purgation, *decoctum tamarindorum cùm tripl. Sen. Ph. Ed.* enfuite il fut mis à l'ufage de la folution de fublimé,

dont il prit une cuillerée, matin
& foir, & une pinte du *decoc-*
tum lignorum. Pharm. Edimb.
tous les jours. Pendant les trois
premiers jours, ces remédes lui
donnerent des. tranchées & lui
cauferent des douleurs d'efto-
mach ; ce qui obligea d'en interrompre l'ufage, & le malade prit
à l'heure du coucher un bol fait
avec vingt-cinq grains de rhubarbe & quinze goutes de laudanum : cela ayant fait ceffer les
tranchées, il fut remis à la
folution qu'il continua pendant
environ trois femaines, on remarqua alors un gonflement dans
la narine droite & à la lévre fu-
périeure. On interrompit encore
le reméde, & le malade prit un
bol de jalap avec le calomel. Le
gonflement s'étant diffipé dans
l'efpace de trois jours, on re-
commença la folution, & elle fut

encore continuée pendant vingt-
fix jours. Alors l'ulcére étoit prefque entiérement guéri , mais il
reftoit toujours à la lévre, de la
dureté & du gonflement : on interrompit encore le reméde , &
pendant fix femaines on fit prendre au malade , de deux nuits
l'une , un demi-gros des pilules
mercurielles , après quoi il a paru
parfaitement guéri , car l'ulcére
s'eft fermé , & il n'eft refté qu'une
petite dureté à un côté de la
lévre. - Cet homme n'a point eu
de falivation pendant le long ufage de ces remédes mercuriaux.

A Edimbourg, le 21 Novembre 1757.

II. Observation.

§. 3.

Pierre Morifon âgé de cinquan-
te-fix ans, avoit, environ cinq ans
avant d'être reçu à l'Hôpital, un

ulcére cachectique (1) à la che-
ville interne du pied gauche, qui
s'étoit en apparence guéri, mais
qui se r'ouvrit quelques semaines
après, & n'avoit jamais été parfaitement cicatrisé. Lorsque cet homme vint à l'Infirmerie, l'ulcére
n'avoit qu'une petite ouverture &
peu de profondeur, à peine en
sortoit-il quelque chose. Toute la
jambe étoit considérablement enflée, sur-tout le soir; les parties
voisines étoient dures & couvertes de galles, mais point douloureuses; ce malade se plaignoit
aussi d'asthme.

§. 4.

Lorsqu'il eut été reçu, &
qu'il eut pris quelques remédes

(1) Par un ulcére cachectique, on entend
un de ces ulcéres de mauvaise espéce dont
les bords sont livides, & qu'on appelle communément, mais improprement ulcéres scor-
butiques.

pour l'afthme , on appliqua fur
l'ulcére un cauftique ordinaire ;
quand l'efcarre fut tombé, il parut
un ulcére long d'environ quatre
pouces & large de deux , dont les
bords étoient bleus & calleux.
L'enflure de la jambe fut confidérablement diminuée par l'ufage
conftamment répété des fomentations ; mais quoiqu'il prît des
purgations mercurielles , qu'on
fcarifiât fréquemment les bords de
l'ulcére, qu'on le panfât avec l'onguent d'*arcœus* , & qu'on le lavât
avec la teinture de myrrhe cependant l'état du malade demeura
à-peu près le même. Il prit l'ipé-
cacuanha comme vomitif, des
mixtures ou potions faites avec
la fcille , de l'eau de gaudron , &
on lui appliqua les vefficatoires
pour fon afthme , mais tous ces
remédes n'eurent aucun heureux
fuccès.

§. 5

§. 5.

VERS le 12 de Février 1757, il a commencé à prendre la solution de sublimé de Monsieur van Swieten, à la dose d'une demi-once, matin & soir, qu'il supporta très-bien; elle le fit suer copieusement & augmenta considérablement la quantité de son urine. Après trente jours de l'usage de ce reméde, l'ulcere fut cicatrisé, à la vérité la peau resta tendre. Quant à la toux, la difficulté de respirer & la douleur dans la poitrine, elles ont continué.

N°. XXXIX.

Extrait d'une Lettre datée d'Edimbourg, le 10 Novembre 1757.

LA solution de sublimé corrosif a depuis peu dissout en peu

de temps une tumeur ou nœud
glanduleux , qui s'étoit formé à
la partie inférieure de la machoi-
re inférieure , après qu'on eut
emporté une lévre chancreufe.
M. Georges Cleghorn de Dublin ,
m'écrit que ce reméde a très-bien
réuffi dans les cas vénériens ; mais
il fait mention d'une Obfervation qui eft nouvelle pour moi,
fçavoir que chez les malades qui
ne font pas retenus en chambre,
& qui fe promenent à l'air , la
bouche eft rarement affectée , &
que l'évacuation par la peau &
les reins , eft beaucoup moindre
que dans ceux qui gardent la maifon. Il ajoute cependant qu'il
faut plus de temps pour guérir les
premiers que les derniers.

N°. X L.

Extrait d'une Lettre datée d'Edim-bourg, le 27 Janvier 1759.

§. 1.

DEPUIS la derniere fois que je vous ai écrit, j'ai reçu le rapport renfermé dans celle-ci, des effets du sublimé dans le cas de Marguerite Bruce que j'ai vû à Eramond au mois de Novembre dernier. J'examinai alors toutes les parties qui avoient été précédemment malades, mais qui étoient alors parfaitement guéries par l'usage de la solution donnée par M. Spotiswood, Chirurgien dans cet endroit. Quoique le rapport de ce Chirurgien eût été bien suffisant, cependant Monsieur Gilbert Hamilton, Ministre de la Paroisse, m'en a encore

confirmé la vérité ; c'eft lui-même
qui après avoir lu la relation
dreffée par M. Spotifwood me l'a
remis. Comme cette obfervation
eft une des preuves les plus fortes pour démontrer l'efficacité
du fublimé dans la guérifon des
ulcéres opiniâtres du genre pha-
gédœnique , j'ai cru que vous
verriez avec plaifir la relation
entiere telle qu'elle m'a été remife , avec la Lettre de Monfieur
Spotifwood à cette occafion.

N⁰. XLI.

Copie de la Lettre de Monfieur
Spotifwood au Docteur Whytt,
datée d'Eramond le 9 Décem-
bre 1758.

MONSIEUR,

JE vous envoye , dans cette
Lettre , comme vous me l'avez de-

mandé, la relation des effets du sublimé dans le cas de Marguerite Bruce, dans lequel ils sont plus remarquables que dans aucun autre cas que j'aye vû jusqu'à présent.

Je prendrai cette occasion de vous informer que j'ai un autre malade qui, depuis le 17 du mois d'Août dernier, a pris cinquante-six grains de ce reméde. Avant de le commencer, il avoit un ulcére très-puant dans le nez, qui avoit rongé toute la cloison des narines ; le nez étoit enflé & douloureux avec de la rougeur & de l'inflammation extérieurement. Il n'avoit pas encore pris sept grains de sublimé, que la douleur étoit diminuée, & l'ulcére paroissoit être en meilleur état. Je lavai les parties malades avec l'eau de chaux & le miel rosat, & je pansai l'ulcére avec de la charpie féche. Par la continuité de ce

traitement, l'écoulement fut diminué, la corrosion arrêtée, &
l'ulcére nettoyé ; mais les parties
externes s'étoient enflammées &
suppurerent premiérement d'un
côté du nez, ensuite de l'autre ;
& les deux ulcéres se joignants,
la plus grande partie des os du
nez sortit. Je ne peux pas prévoir comment ce cas se termine-
ra, je crois devoir vous faire remarquer que toutes les fois que
l'on interrompt l'usage du sublimé, les parties deviennent plus
douloureuses, rendent une plus
grande quantité de matiere, &
produisent des *fungus* de mauvaise espéce, mais dès qu'on re-
prend le reméde, l'état du malade paroît bientôt meilleur.
Cet homme, Meunier de son
métier, a à peine manqué une
heure d'ouvrage, ou un repas,
tout le temps qu'il a fait usage
de ce reméde. Il l'a pris dans le

temps de la moiſſon, & le prend
encore malgré le froid de la ſaiſon.
Il ſe plaint de mal au cœur après
chaque priſe de la ſolution, qui
agit comme un laxatif ; quant
aux autres excrétions, comme la
ſueur, les urines, la ſalive, à
peine ſont-elles plus abondantes
que dans l'état naturel. Cet homme a une femme & pluſieurs enfans tous ſains ; & je ne puis trouver aucune raiſon de ſoupçonner
qu'il ſoit infecté de mal vénérien.

Nº. XLII.

Expoſé de la maladie de Margue-
rite Bruce, dont il eſt parlé
ci-deſſus.

§. I.

MARGUERITE BRUCE, jeune
femme de cette Paroiſſe, de baſſe

condition, a joui d'une parfaite
santé jusqu'à l'âge de 18 ans,
qu'elle fut attaquée de convulfions épileptiques & d'autres
maux. Au mois de Janvier 1755,
étant alors âgée de 22 ans, elle
fe plaignit de douleurs violentes
dans la jambe droite, il y avoit
en même temps de la dureté &
du gonflement, mais fans aucune
apparence de pus ni d'inflammation. Après qu'on eut mis inutilement en ufage plufieurs remédes
externes, j'appliquai les vefficatoires le long du péroné qui paroiffoit être le principal fiége de
la douleur ; mais la partie fur
laquelle les vefficatoires étoient
appliquées, au lieu de fe guérir,
a dégénéré en ulcére fordide, que
je n'ai jamais pû parvenir à déterger, car il fe formoit toujours
un efcarre blanchâtre qui, lorfqu'elle étoit ôtée, revenoit fûre-
ment au bout de deux jours.

§. 2.

AU mois de Mai suivant, la malade fut envoyée à l'Infirmerie Royale d'Edimbourg, où elle resta cinq mois, & pendant ce temps, on a pansé réguliérement son ulcére, & on s'est servi de toutes sortes de moyens pour le guérir. Entr'autres remédes qu'on a employés, toute la partie ulcérée fut détruite par un caustique, & on mit quarante pois dans la cavité ; Bruce fut purgée plusieurs fois avec le calomelas, les pilules mercurielles de la Pharmacopée d'Edimbourg, & une décoction des bois. Mais aucun de ces remédes n'eut d'autre effet que de lui faire rendre plusieurs vers ; & elle fut renvoyée vers le milieu d'Octobre, sans être guérie.

§. 3.

A la fin du mois de Février

1756 , elle fut envoyée une feconde fois à l'Infirmerie , où elle
refta plus de trois mois , & on
lui fit prendre quelques pilules
mercurielles laxatives ; le mercure
s'étant porté à la bouche , elle a
craché pendant quelque temps ,
trois livres par jour. On lui fit à
la partie interne de la jambe boi-
teufe , un cautere qui , s'étant
aggrandi peu à-peu , pouvoit à la
fin contenir trente pois. Elle fut
encore renvoyée au commencement de Juin , dans un meilleur
état , mais il s'en falloit beaucoup qu'elle ne fût guérie. Après
cela , on a mis en ufage plufieurs
autres remédes , & entr'autres ,
l'eau de la mer , pendant un temps
confidérable , mais fans aucun
fuccès. Enfin voyant qu'on ne
pouvoit efpérer de guérifon d'aucun de ces traitemens , j'ai heureufement penfé au fublimé , dont
quelques expériences m'avoient

montré de bons effets dans des cas semblables. Mais avant de rapporter ici ses succès, il est à propos de décrire plus particuliérement l'état dans lequel la malade étoit, lorsqu'elle a commencé à prendre ce reméde.

§. 4.

L'ULCERE le plus ancien qui s'étoit ouvert dans le mois de Janvier 1755, environ trois pouces au-dessus de la *malléole externe* sur le *péroné* de la jambe droite, n'étoit pas plus grand qu'un écu de six livres, mais il avoit des bords larges & calleux, & les parties musculeuses environnantes étoient dures au toucher : cet ulcere étoit rond & sale au fonds, il rendoit peu, le *fungus* qui s'en élevoit & que l'on emportoit fréquemment avec le fer, se renouvelloit en peu de jours.

Le cautere qui étoit fait à l'endroit ordinaire, sur la partie interne de la même jambe, par le nombre des pois qui y étoient, & la longueur du temps qu'il duroit, étoit descendu beaucoup plus bas & avoit dégénéré en un ulcére sordide, de la forme du chiffre 8, & il étoit entouré de la même espéce de duretés, que l'autre ulcere.

Vers le mois de Mai 1756, il se forma à la partie supérieure & inférieure de la cuisse, du même côté, une tumeur glanduleuse, très-douloureuse qui, dans des temps étoit plus incommode & plus large que dans d'autres.

Au mois d'Octobre 1757, il s'est formé un ulcére sur la poitrine du même côté, celui-ci étoit superficiel, sans être entouré de dureté, mais toujours sale, & on ne pouvoit le faire cicatriser.

Au mois de Juin 1758, il s'eſt formé deux nouveaux ulcéres ſur la même jambe, leſquels quoique peu conſidérables, étoient auſſi toujours ſales, & ne pouvoient pas être conduits à cicatrice.

La peau étoit d'une couleur noirâtre autour de ces ulcéres, & même autour de preſque toute la jambe, avec des croûtes & des écailles que l'eau & le ſavon ne pouvoient pas ôter ; toute la jambe étoit enflée & dure. La malade ſe plaignoit de douleurs lancinantes dans la jambe ; elle ne pouvoit pas l'étendre (quoique les tendons ne fuſſent point retirés ou raccourcis) & depuis le mois de Mai 1756, elle marchoit avec des béquilles, ayant la jambe malade ſuſpendue. Nonobſtant tous ces maux, le défaut d'exercice & ſon indigence, (car elle étoit entretenue par la Paroiſſe)

elle confervoit fon embonpoint,
& du refte jouiffoit d'une meilleure fanté qu'on ne pouvoit l'attendre.

§. 5.

J'A I fait commencer à cette
femme l'ufage du fublimé le 14
Septembre dernier , de la maniere fuivante ; j'ai fait diffoudre
fept grains dans huit onces d'eau
de fontaine , & je lui ai donné
une cuillerée de cette folution ,
foir & matin ; elle a pris le tout
en huit jours. Après trois jours
d'interruption , elle a recommencé
la même quantité & a continué
pendant fept jours. Alors fes régles
ayant paru à leur temps accoutumé , j'ai attendu pour lui donner
l'once qui reftoit , qu'elle fût en
état de la prendre ; & par rapport à cela , elle fut cinq jours
fans prendre aucun reméde. Elle a

vomi après les deux premieres doses, & toutes les autres ont causé
des nausées, du mal-aise, & une
chaleur brûlante depuis l'estomach
jusqu'au gosier, mais point de vomissement. Elle fit peu de selles
jusqu'au troisiéme jour de l'usage
de la solution ; mais depuis ce
temps elle a été plus ou moins purgée ; il y a eu des jours où elle
avoit six ou sept selles, d'autres
jours elle n'en avoit pas la moitié;
elle s'est plaint quelquefois de
tranchées violentes, mais plus
souvent de borborygmes. Après la
deuxiéme dose, il survint une
sueur copieuse, particuliérement à
la jambe malade que l'on n'a jamais vu transpirer auparavant.
Depuis le quatriéme jour de l'u-
sage de la solution, elle a craché
environ trois ou quatre livres par
jour. Mais quoiqu'elle se plaignit
de douleurs aux dents, à la langue & aux gencives, cependant

le gonflement de ces parties étoit beaucoup moindre que celui que l'on remarque dans la salivation excitée par le calomel , & son haleine étoit beaucoup moins puante. Le cinquiéme jour du traitement, elle a rendu deux fois plus d'urines qu'à l'ordinaire , elles étoient d'une couleur foncée & dépofoient beaucoup de fédiment. Toutes ces excrétions, fçavoir les felles & les fueurs copieufes , la quantité d'urine augmentée & le crachement n'ont pas feulement duré pendant qu'elle faifoit ufage du reméde , mais elles ont encore continué quinze jours après.

Les effets que le sublimé a produit sur les ulcéres , n'ont pas été moins remarquables ; quatre jours après le commencement de son ufage, les deux ulcéres de la jambe & du fein , étoient parfaitement cicatrifés , les deux autres

ulcéres de la jambe étoient dé-
tergés , les callofités des lévres
des ulceres & la dureté des parties environnantes étoient diminuées , la noirceur de la peau
avoit difparu, on fentoit les mufcles plus mollets , les tumeurs
glanduleufes étoient moins confidérables , & la malade difoit
qu'elle ne s'étoit pas encore trouvé fi bien & avec auffi peu de
douleurs , depuis le moment
où fes ulceres s'étoient ouverts
pour la premiere fois. En un mot,
en onze jours de l'ufage du fublimé , les deux ulcéres reftans
furent parfaitement cicatrifés, &
tous les remédes externes ôtés ;
enfuite la peau où avoient été les
ulcéres, changea ou pela plufieurs
fois & la guérifon fut complette.

La malade avoit été très-affoi-
blie par les grandes évacuations
qu'elle avoit fouffertes, mais maintenant elle a recouvré une bonne

partie de ſes forces. La peau eſt
telle qu'elle doit être, il n'y a
plus ni enflure, ni douleur à
la jambe, & Bruce marche ſans aucun appui.

N°. XLIII.

Obſervation de M. Macaulai.

§. 1.

D A N S le nombre des perſonnes
attaquées de maladies vénériennes, traitées & la plûpart guéries par la ſolution de ſublimé
corroſif dont il eſt parlé dans le
premier Volume des Recherches Médicales, & dans le nombre des cas qui ont été commu-
niqués depuis à la Société, il
n'y a point d'exemple de femme
groſſe attaquée de la vérole qui
ait été traitée avec ce reméde.

C'eſt pourquoi je profite de cette
occaſion, pour faire ce que vous
m'avez demandé, & vous communiquer ce qui eſt arrivé à un de
mes malades, afin de rendre plus
complette votre collection d'Obſervations ſur ce ſujet.

§. 2.

A. B. jeune femme d'une complexion délicate & d'un tempérament fort vif, âgée d'environ
23 ans, étant vers la fin du mois
de Juillet dernier, dans ſon cinquiéme mois à-peu-près d'une
troiſiéme groſſeſſe, s'adreſſa à moi
pour avoir une conſultation, je
la trouvai couverte depuis la tête
juſqu'aux pieds d'une galle vénérienne. La partie chevelue de la
tête en étoit toute couverte, le
viſage en étoit chargé, & elle
en avoit auſſi ſur le col &
ſur le ſein. Elle me dit que les

autres parties de son corps étoient
dans le même état ; quelques-
unes de ces galles ou pustules contenoient du pus, & d'autres n'étoient
que des écailles ; elles avoient
été, suivant ce qu'elle m'a appris,
près de deux mois à sortir. Elle
étoit maigre, souvent foible & malade, & passoit de fort mauvaises
nuits. Je lui ai demandé si elle
avoit quelques tumeurs dans les
aînes, ou des ulcéres aux envi-
rons des parties génitales. Elle
m'a assuré qu'elle n'avoit dans cet
endroit aucun ulcére, mais seulement des galles pareilles à celles
que j'avois vû sur les autres parties de son corps ; elle n'avoit aucune difficulté d'uriner ni douleur, quoique les glandes ingui-
nales fussent tuméfiées & douloureuses. Je n'ai pas hésité à prononcer sur tous ces symptomes, que
le mal de cette femme étoit vénérien ; & en conversant avec

son mari , il m'a avoué que dans
le mois de Janvier précédent ,
tandis que sa femme étoit en
couche, il avoit gagné la vérole &
qu'il avoit eu recours à un fameux
Charlatan , par lequel il avoit
conté avoir été guéri ; mais que
depuis ce temps il avoit eu lieu
de douter de la réalité de sa guérison ; & que dans le temps qu'il
me parloit , il étoit encore entre
les mains de la même personne.

§. 3.

J'AVOIS résolu d'essayer dans
ce cas la solution mercurielle. Et
comme je sçavois que l'eau-de-vie
de France pouvoit dissoudre plus
que la proportion ordinaire du
sublimé , & que par ce moyen
ma malade pourroit prendre une
plus petite quantité de la liqueur
spiritueuse , j'ordonnai qu'on fît
dissoudre vingt grains de sublimé

corrofif dans une pinte d'eau-de-
vie de France , & je lui dis de
prendre une demi-cuillerée de
cette folution à l'heure de fon
coucher, ce qu'elle a fait pendant
quatre jours fucceffivement.

Le deuxiéme jour elle eut un
peu de tranchées & deux ou trois
felles fans confiftance. Elle fit
une diéte exacte , & but de l'eau
d'orge & du lait en abondance.
Les tranchées cefferent , & le reméde ne l'a pas incommodée depuis. J'ai alors augmenté la dofe
à une demi-cuillerée , foir & matin , de façon qu'en 24 heures
elle prenoit $\frac{5}{8}$ de grain de fublimé. A la fin de la premiere
femaine , l'éruption commença à
fe fécher , & en un peu plus de
15 jours, la plus grande partie dif-
parut, les plus larges puftules laiffant après elles des taches noirâ-
tres fur la peau. La malade étoit
extrêmement contente de la

promptitude de ce fuccès ; mais elle me dit qu'elle avoit des hémorroïdes qui l'incommodoient beaucoup, je commençai à m'inftruire de ce que c'étoit que ces hémorroïdes ; & je lui dis qu'il feroit néceffaire que je les vifitaffe, à quoi elle confentit ; je trouvai l'anus & le périnée garnis de poireaux vénériens d'une couleur blanchâtre & d'une confiftence molle , dont quelques - uns étoient auffi gros que le bout du petit doigt. Ils n'étoient point ouverts , & quelques-uns paroiffoient difpofés à fuppurer à leur extrémité.

§. 4.

JE réfolus d'éprouver dans cette occafion tout ce que pourroit faire le fublimé donné extérieurement auffi-bien qu'intérieurement ; & en conféquence j'ordonnai que

ces poireaux fuſſent lavés , ſoir
& matin , avec la ſolution étendue dans environ quatre fois ſa
quantité d'eau tiéde , & qu'on
continuât l'uſage interne du reméde.

En peu de jours les bons effets
de cette lotion furent évidents,
& en dix jours les poireaux ont
diſparu ſans tomber ; on voyoit
ſeulement aux endroits de la peau,
où avoient été les plus gros ,
quelques taches brunes, telles que
celles qui étoient reſtées ſur les
autres parties du corps , lorſque
les puſtules qui le couvroient ,
s'étoient diſſipées.

Je lui ai preſcrit la décoction
de ſalſepareille dont elle prend
trois demi-ſeptiers par jour. Cette
femme ſe regardant comme parfaitement guérie , elle étoit im-
patiente de quitter ſes remédes,
diſant qu'elle n'avoit pas les moindres reſtes de la maladie, excepté

un

un bouton ou deux. Je lui demandai à les voir, & je trouvai sur la lévre droite des parties génitales, deux poireaux du même genre que ceux qu'elle avoit eu autour de l'anus & du périnée ; elle m'a assuré qu'elle n'avoit pas lavé ceux-là avec la solution. Je lui ai dit alors qu'il ne falloit cesser les lotions que lorsqu'il n'y auroit plus la moindre apparence de la maladie, qu'elle devoit laver ces poireaux avec la solution, comme elle avoit fait pour les autres, & continuer à faire usage intérieurement de la solution & de la décoction, comme auparavant. Ces derniers poireaux disparurent aussi en peu de jours ; je ne donnai alors la solution qu'une fois le jour, & très-peu de temps après qu'une fois en deux jours. Je lui ai fait prendre trois petites médecines dans l'espace d'un peu plus qu'un mois,

K

compté depuis le tems où elle avoit commencé à faire usage du sublimé.

Il est à remarquer qu'après qu'elle a eu fait usage de ce reméde pendant une semaine seulement, elle s'est trouvée beaucoup mieux, ses forces & son appétit ont augmenté, & elle est devenue plus grasse vers la fin du traitement. Elle se plaignoit beaucoup que le reméde la dégoûtoit, ce qui arrive, je crois, à la plupart de ceux qui en font usage.

§. 5.

Le 19 Septembre elle se trouva subitement en travail, & elle accoucha d'un enfant fort petit, dont la peau étoit nette & exempte de taches ; on peut regarder comme cause de la petitesse de l'enfant, de ce qu'il est venu avant terme ; car au compte de la mere, il ne devoit avoir que sept

mois ; ce qui , diſoit-elle , lui
étoit ordinaire , étant accouchée
de ſes deux premiers enfans au
moins ſix ſemaines avant qu'elle
ne le devoit.

L'arriere-faix paroiſſoit entier
& ſain, & à préſent (le 24 Septembre) cette femme ſe porte
auſſi-bien qu'on peut ſe porter dans
ſon état.

Dix jours après l'accouchement,
la malade fut attaquée d'une fiévre qu'elle a gardée plus de huit
jours & qui l'a mis très-bas ; au
bout de ce temps la fiévre l'a
quitté ; & au moyen d'une décoction légere de quinquina &
de l'uſage du lait d'âneſſe, elle
commença à recouvrer ſes forces :
à la fin du mois d'Octobre, c'eſt-
à-dire , ſix ſemaines après ſes
couches , elle étoit bien rétablie.

§. 6.

D A N S ce temps-là elle s'eſt

plaint d'une enflure qui l'incom-
modoit près de la partie supérieure de l'*os facrum* vers la hanche
droite , on y a appliqué un cataplafme ; elle avoit auffi un
écoulement verdâtre par le vagin.
Il faut remarquer qu'elle avoit
été long-temps fujette à des fleurs
blanches.

L'enflure qui n'avançoit pas
comme elle devoit , & l'écoulement par le vagin me donnerent
lieu de penfer qu'il y avoit encore quelque refte de virus vénérien. Je réfolus donc de lui faire
prendre davantage de folution de
fublimé. Ses forces & fon appétit étoient alors affez bien rétablis, & comme elle penfoit fur fon
état ainfi que moi , elle défiroit
fort d'avoir recours à un reméde
dont elle avoit reçu tant de bien,

§. 7.

LE 6 Novembre elle a com-

mencé à prendre une demi-cuillerée de la même solution dont elle
s'étoit servi auparavant , mais la
dose fut augmentée bientôt après.
Je fis frotter la partie enflée, une
fois le jour , avec une petite quantité d'onguent mercuriel, & appli-
quer dessus un cataplasme.

La tumeur s'ouvrit dix jours
après , & il en sortit un peu de
pus & d'ichor ; l'inflammation
cessa & l'enflure fut dissipée en
moins de huit jours. Dans le même temps l'écoulement a diminué
& est devenu d'une meilleure
couleur. Vers la fin de Novembre
elle but une décoction de salsepareille , & cessa peu-à-peu de
prendre la solution du sublimé
corrosif. Enfin je lui ai donné
quelques purgations douces. Au
commencement de Décembre il
ne lui restoit aucune douleur ;
elle est devenue plus grasse, plus
forte & plus vive , & a continué

toujours depuis à jouir d'une
santé parfaite.

§. 8.

P. S. il y a environ un an &
demi, que j'avois une autre malade qui, dans le premier mois
de fa groffeffe, avoit été infectée
de la même maladie, & qui fut
guérie par le même reméde ; je
n'ai pas pris de note de cette malade. Je me fouviens qu'elle n'a-
voit point d'éruptions fur la tête
ni le col ; mais fes fymptomes
étoient des chancres fur les grandes lévres & des ulcéres dans le
vagin. L'enfant vint au monde en
vie à la fin du feptiéme mois,
mais il paroiffoit malade, & mourut une heure ou deux heures
après. Cette femme a continué de
fe bien porter depuis, & elle eft
à préfent groffe pour la troifiéme
fois.

N°. XLIV.

Ulcére phagédénique guéri avec le ſublimé & la ſalſepareille, par Monſieur Triquet.

UN Officier qui avoit beaucoup ſouffert pendant une campagne en Amérique, avoit contracté ce qu'on appelle une complexion ſcorbutique, mais il étoit d'ailleurs demeuré ſain juſqu'au mois de Mars 1757, auquel temps l'on remarqua que ſa lévre inférieure s'enfloit & devenoit dure vers le milieu. La peau ſe creva bientôt, & la lévre empiroit à tous égards. Dans le même temps les deux glandes maxillaires devinrent plus groſſes, & la peau ſous la gencive parut plus pleine qu'à l'ordinaire. Il ſe détermina à eſſayer ce que pourroit faire

K iv

l'eau de la mer ; en conséquence il alla à Brighthelmſtone, & ſe mit entre les mains du Docteur Ruſſel qui lui conſeilla de prendre l'œthiops végétal & l'eau de la mer ; ce qu'il fit pendant environ ſix ſemaines. Voyant que ſa lévre empiroit, malgré ces remédes & l'uſage de différens topiques, il revint à Londres & s'adreſſa encore à moi le 30 Mai. Je trouvai alors que l'ulcére étoit devenu très-douloureux, qu'il étoit long d'environ un pouce & demi, & large de près d'un pouce, qu'il étoit couvert d'une croûte dure que je crois avoir été formée par le *lapis calaminaris*, & par la matiere qui couloit de l'ulcére qui étoit d'une nature ichoreuſe & en grande quantité. L'enflure de la gencive étoit un peu diminuée auſſibien que les glandes, cependant celle du côté droit tendoit à une ſuppuration lente.

Il prit le même soir le bain tiéde, & perdit environ douze onces de sang par les ventouses. Il commença le lendemain l'usage d'une forte décoction de salsepareille, dont il prit une pinte tous les jours (en quatre doses) dans laquelle on fit dissoudre un demi-grain de sublimé corrosif ; il continua cette quantité tous les jours jusqu'au seize de Juillet, & la moitié seulement jusqu'au 30 du même mois. L'ulcére commença à se guérir, lorsqu'il eut pris la décoction pendant quinze jours, mais il ne fut entiérement guéri qu'au 9 de Juillet. On ouvrit la glande lorsqu'elle fut entiérement en suppuration, mais on ne put la conduire à cicatrice qu'au commencement de Septembre. Dans le commencement sa tisanne le fit suer assez copieusement sur le matin & il urinoit plus qu'à l'or-

K v

dinaire ; mais son action devint insensible, après qu'il en eut pris pendant quinze jours. Elle lui causoit des tranchées de temps en temps, mais il étoit toujours soulagé par une dose de craye, dont il prenoit en général environ un scrupule deux ou trois fois par jour. Il prenoit du thé communément deux fois par jour, & usoit de viandes blanches & de bouillon pour dîner ; il buvoit du rum mêlé avec de l'eau en place de petite biere ; & tous les soirs, avant de se coucher, il en prenoit encore quelques verres dans la proportion de trois parties d'eau pour une de liqueur, adoucis avec du sucre. Car quand on ne le lui permettoit pas, il ne pouvoit reposer, parce qu'il étoit accoutumé à en boire un verre tous les soirs. Après qu'il eut cessé l'usage de la tisanne, il prit matin & soir, pendant quelques jours, un demi-gros de quinquina en poudre avec un peu de pain d'épice. Cet homme sert à présent dans les Indes, & continuoit à jouir d'une santé parfaite, quand on a eu de ses nouvelles pour la derniere fois, il y a quelques mois.

P. TRIQUET.

Craven-street, le
10 Mars 1760.

Nº. XLV.

Lettre de Monsieur Sanchez à Monsieur Gobets.

JE vous suis très-sensiblement obligé, Monsieur, de m'avoir communiqué le nombre XXXI de la Gazette de Médecine du 23 Octobre 1762. J'y ai lû une Lettre de Monsieur Alvarez à Monsieur de la Faye, dans laquelle j'ai remarqué que les faits ne sont

K vj

point rapportés exactement avec toutes leurs circonſtances & qu'il y a pluſieurs erreurs. Il eſt vrai que j'ai dit à Monſieur Alvarez que ni Monſieur le Baron van Swieten, ni moi n'étions les inventeurs de l'uſage interne du Mercure ſublimé corroſif pour guérir les maladies vénériennes; que je l'avois appris d'un Chirurgien au ſervice de l'Armée de Ruſſie, qui avoit vécu long-temps en Sybérie où il en avoit fait uſage, & de quelques autres perſonnes qui me confirmerent le récit dudit Chirurgien. Comme je ne penſois pas que M. Alvarez rendroit public ce que je lui avois écrit à Liſbonne, je ne fis pas difficulté de lui montrer quelques Lettres de M. le Baron van Swieten ſur ce ſujet. La Lettre qu'il cite comme datée de Leyde le 28 Avril 1747, eſt datée de Vienne; je ne parcours pas bien d'autres inadvertances dans la même Lettre de M. Alvarez, mon but étant seulement de me plaindre qu'il a communiqué au public ce que je lui avois dit en particulier. Monsieur van *Swieten* n'a pas besoin, pour soutenir sa grande réputation due si légitimement à son grand sçavoir & à sa grande pratique, d'être l'inventeur d'un reméde dont le grand Boerhaave a dit dans le second volume de sa Chymie procef. 198. *granum unum aquæ unciâ dilutum dat remedium cofmeticum.... Si drachma talis mixturæ fyrupo violaceo mitificata potatur bis terve in die, mira præftat in multis morbis incurabilibus ; fed prudenter à prudente Medico ; abftinè fi methodum nefcis...* Quand M. van Swieten publiera son quatriéme & cinquiéme volume des commentaires fur les aphorifmes de fon maître, je fuis perfuadé qu'il y traitera des vertus

du sublimé corrosif dans le chapitre *de lue venereâ* , il y donnera la méthode de l'administrer
non-seulement en plusieurs espéces de maladies vénériennes ,
mais en d'autres maladies ; je dis
seulement plusieurs espéces, parce
que les Empiriques s'imaginent
faussement que toutes les différences de ladite maladie doivent
être guéries par un seul reméde
& par une seule méthode d'administrer les différentes compositions du mercure. Je ne doute
pas que M. van Swieten ne traite
cette matiere de façon que le
public n'aura plus rien à souhaiter ; & cela est plus glorieux &
plus nécessaire au bien public, que
la petite gloire d'avoir mis le
premier en usage le mercure sublimé corrosif. Voilà , Monsieur,
ce que je souhaiterois qui vînt à
la connoissance du public, non-
seulement pour le désabuser , mais

encore pour prouver la plus ref-
pectueufe confidération que j'ai
pour cet illuftre Médecin qui a
fi bien mérité du genre humain
par fon grand favoir & fes excel-
lentes qualités.

P. Sanchez.

N°. XLVI.

*Extrait de l'Ouvrage de Monfieur
Bromfied qui a pour titre : Obfervations fur le Solanum , la
Salfepareillè, le Mercure , &c.
chez Didot , 1761.*

§. I.

Ayant été engagé , il y a quelques années , d'éprouver le mercure fublimé corrofif, je le donnai
à plufieurs malades en pillules,
avec le fouphre doré d'antimoine , & je le fis prendre à d'autres
diffout de la maniere fuivante.

Prenez deux gros de mercure fublimé corrofif, & une once d'efprit de vin rectifié ; mettez en digeftion pendant trois jours, filtrez enfuite pour avoir la teinture. Je commençois par en faire prendre aux adultes quatre gouttes dans une ou deux cuillerées d'eau pure tous les foirs, & j'augmentois la dofe par dégré, quelquefois jufqu'à douze gouttes matin & foir. Ce reméde diffipoit fouvent les fymptomes & principalement les éruptions cutanées en trois femaines, ou un mois de tems environ ; mais ils reparoiffoient chez plufieurs malades qui en avoient fait ufage. C'eft pourquoi je ceffai de m'en fervir.

§. 2.

On vient de le propofer depuis peu dans les maladies vénériennes, quoique le Docteur

Turner nous ait afluré dans fon
Traité de la vérole qu'il n'avoit
aucun fuccès de fon tems. Les
effets merveilleux de ce reméde
étoient le fujet le plus ordinaire
de la converfation des gens de
l'Art, lorfqu'on l'a introduit derniérement dans la pratique. J'a-
vois alors le plaifir de rencontrer
fouvent une perfonne qui s'eft
diftinguée long-tems dans la profeffion, & fur-tout dans le traitement des maladies vénériennes.
En converfant avec ce Chirurgien, je lui dis ce que je penfois
du mercure fublimé corrofif, &
qu'après l'avoir éprouvé il y avoit
long-tems, je n'avois pas trouvé
qu'on pût y compter. Il me ré-
pondit que ce reméde ayant été
recommandé anciennement à un
Chirurgien de beaucoup de mérite, comme un excellent fpécifique, ce Chirurgien avoit effecti-
vement trouvé qu'il diffipoit les

fymptomes plus promptement qu'aucun autre , & que même il les guériffoit quelquefois d'une maniere radicale ; mais qu'après en avoir fait plufieurs épreuves, il avoit vû qu'il manquoit trop fouvent fon effet pour mériter qu'on y eût confiance. Je lui fis part des mauvais fuccès qu'il avoit eu fur plufieurs de mes malades ; mais il me dit, qu'à moins de le donner comme M. van *Swieten* l'a recommandé , on ne pouvoit pas croire l'avoir effayé d'une maniere fatisfaifante.

§. 3.

On parloit trop de fon efficacité dans la cure de la vérole, pour ne me pas déterminer à l'éprouver dans l'Hôpital de Lock. Aucun des vingt premiers malades auxquels je le prefcrivis fuivant la nouvelle formule, n'avoit de ma

ladie confidérable. Les uns n'a-
voient que des chancres primitifs ;
d'autres , des bubons en pleine
fuppuration , d'autres enfin , quelques éruptions véroliques. La plûpart des chancres furent guéris
en trois femaines. Quelques-uns
des bubons ne fe diffiperent point,
& plufieurs des malades qui
avoient des éruptions cutanées ,
revinrent au bout de quinze jours
en auffi mauvais état que ci de-
vant.

§. 4.

L A feconde claffe de malades
auxquels je fis prendre le fublimé corrofif, n'avoit pas des fymptomes fi légers, auffi le fuccès n'en
fut-il pas fi marqué ; car il y eut
un grand nombre de ces malades
qui ne furent point foulagés , & je
fus même obligé de leur faire
donner des frictions , pour calmer
la violence des fymptomes. La

plûpart de ceux qui prenoient ce reméde le matin, se plaignoient de grands maux de cœur & d'envie de vomir. Quelques-uns avoient des coliques violentes ; quelques autres en furent si fort incommodés, que je ne pûs leur en faire prendre plus long-tems, même à la plus petite dose. Un des plus grands avantages qu'on attribue à ce reméde, c'est qu'il n'exige pas que les malades soient renfermés. On observe cependant qu'il produit le ptyalisme, mais pour l'ordinaire il n'est pas fort considérable.

§. 5.

UNE troisiéme classe de malades, dont les symptomes étoient légers & semblables aux symptomes de ceux qui avoient fait usage de la solution, prit des bols de mercure crud éteint dans de la conferve de rofe ; ce qui diffipa le mal comme le fublimé corrofif. D'autres malades prirent tous les foirs un grain de panacée, & leurs fymptomes fe diffiperent auffi promptement que chez ceux qui s'étoient fervi des deux autres remédes. Je fis donner à quelques-uns un ou deux grains de *Mercurius calcinatus* tous les foirs, & le foulagement fut le même que par l'ufage des remédes dont il vient d'être fait mention. La plûpart ont bû la décoction de falfepareille en même temps qu'ils prenoient des remédes mercuriels: mais ceux qui n'en ont point fait ufage, ont été auffi promptement foulagés que les autres. J'ai cependant remarqué qu'alors la folution moleftoit fouvent l'eftomac, malgré les différens moyens qui avoient été employés pour empêcher cet effet.

§. 6.

Il résulte de ce qui vient d'être dit, que le mercure sublimé corrosif n'a d'autres vertus spécifiques que celle qui est commune à tous les remédes mercuriels, & qu'on ne peut compter sur son efficacité, lorsque l'infection a gagné la masse du sang. Du reste, si la nouveauté l'a rendu recommandable à quelqu'un, il peut compter qu'il est aussi sûr & qu'il a autant de vertu que le mercure donné sous toute autre forme, & en aussi petite quantité.

Il y a beaucoup de distinction à faire entre un chancre acquis par un simple contact, & ceux qui viennent de l'effort avec lequel la nature cherche à détruire la maladie. En effet, le premier doit guérir au moyen des topiques

convenables , & de quelques remédes mercuriels , & cela fans le
moindre inconvénient. Mais s'il
refte quelque dureté , ou fi le
chancre eft la fuite de l'infection
des humeurs , il n'eft pas douteux
qu'il ne faille adminiftrer les frictions au malade , & l'on ne peut
affurer fa guérifon fi fon traitement n'a pas été régulier.

N°. XLVII.

Extrait d'un Livre qui a pour
titre : Theory and Practice of
Chirurgical Pharmacy , &c.
London , 1761 in-8°.

§. 1.

Teinture de Mercure fublimé corrofif.

PRENEZ Mercure fublimé corrofif, dix grains , & efprit de vin

rectifié, une chopine ; mettez le fublimé en poudre, jettez-le dans la bouteille où eft l'efprit de vin ; fecouez-la plufieurs fois ; en fort peu de temps le fublimé fera parfaitement diffout, & formera une teinture que l'on verfera par décantation de deffus une très-petite quantité de fédiment qui fe précipite au fonds.

La dofe de cette teinture eft une cuillerée à prendre deux fois le jour, foit dans un verre d'eau, foit dans une chopine de décoction de falfepareille, lorfqu'on les met en ufage enfemble.

§. 2.

L A folution de fublimé corrofif a été plufieurs fois introduite dans la pratique médecinale comme reméde contre les maladies vénériennes, & dans la fuite elle a été négligée ; mais elle eft aujourd'hui jourd'hui très-connue fous le nom de gouttes Napolitaines , & bien des gens affurent que ce reméde fuffit feul pour guérir parfaitement. Il eft vrai que très-fouvent il fait difparoître tous les fymptomes , & même que dans quelques cas il détruit radicalement le virus ou la caufe de la maladie ; mais c'eft fans fondement qu'on le dit un reméde immanquable , quand il eft donné feul. Car fouvent il ne fait qu'étouffer ou empêcher de paroître les fymptomes les plus légers & les moins dangéreux , de façon que la maladie fait des progrès dans l'intérieur, & augmente au point de caufer au bout de quelque temps des effets & plus généraux , & plus fâcheux.

§. 3.

On donne auffi cette teinture aujourd'hui avec une décoction de salsepareille. Quand on suit cette derniere méthode, les succès sont plus grands que lorsqu'on donne le sublimé corrosif simplement dans l'eau ou dans une décoction adoucissante. On ne peut pas compter sur ce reméde comme un moyen certain de guérir les maladies vénériennes, ni même peut-être autant que sur l'usage des frictions mercurielles, mais dans les cas où cette derniere méthode ne peut pas être suivie à cause de quelques circonstances particulieres, ou qu'il résulteroit quelque inconvénient du traitement par la salivation, ce qui peut fort bien arriver lorsqu'on le met en usage de façon à le rendre aussi efficace qu'il le faut, il est à propos d'essayer cette teinture & cette décoction. Outre l'incertitude où l'on peut être que le sublimé employé comme reméde interne, guérisse radicale-

ment les maladies vénériennes,
il y a un autre défavantage dans
fon adminiftration , qui eft que
prefque généralement il donne
des coliques aux femmes & affez
fouvent aux hommes ; il fait rendre
quelquefois du fang par les felles,
même lorfque l'on n'a eu que peu
ou même point de colique ; ce
qui fait que dans plufieurs cas, il
n'eft pas poffible de faire un long
ufage de ce reméde. Cependant
il y a peu d'avantage à en attendre quand on l'employe comme
dernier reméde, lorfqu'on ne le
prend pas pendant un temps confidérable. Pour diminuer cet inconvénient , on le donne lorfque
l'eftomac eft plein , & on a trouvé
que cette précaution prévenoit &
garantiffoit quelquefois de beaucoup d'accidens , parce que la
folution de fublimé étant mêlée
avec toute la maffe des alimens,

elle ne touche pas les parois de l'eſtomac & des inteſtins dans autant de points & ſi proches les uns des autres, que lorſqu'ils ſont vuides , & conſéquemment elle n'agit pas ſur ces parties avec toute ſa puiſſance irritante & corroſive.

Nº. XLVIII.

Extrait d'un Ouvrage qui a pour titre : *Maximiliani Locher Obſervationes Practicæ circà luem veneream , epilepſiam , &c. Viennæ Auſtriæ 1762. in-8º.*

§. I.

L'USAGE des Médecins en général étant depuis un aſſez grand nombre d'années , de traiter les maladies vénériennes en excitant la ſalivation par le moyen du mercure ; on ſuivoit auſſi cette méthode à l'Hôpital Saint Marc de Vienne , pour le traitement de ceux qui y étoient attaqués de maux vénériens. Mais la saliva-tion n'étoit pas seulement incom-mode & désagréable , elle étoit encore dangéreuse. Les malades ne pouvoient, sans risquer leur vie, se tenir coucher sur le dos ; & lorsque quelques-uns se sont mis, par inadvertence, dans cette pos-ture, ou ont commencé à s'en-dormir , il s'est fait en un mo-ment une métastase ou un trans-port d'humeurs au cerveau , les convulsions sont survenues & ils ont péri en peu de temps.

La grande activité de ce remé-de a causé à d'autres malades des vomissemens , des crachemens de sang & des dyssenteries , qui plus d'une fois ont été incura-bles.

Fort souvent il est survenu des exanthêmes ou une éruption milliaire dangéreuſe, qui étoit l'effet d'une trop grande atténuation ou fluidité des humeurs.

Quelques-uns avoient une trop abondante ſalivation dont il réſultoit des accidens ſi graves, qu'ils ſe ſont vû aux portes de la mort.

§. 2.

Tels étoient les dangers que couroient les malades, ſans que ceux qui en étoient les témoins, fuſſent détournés de mettre en uſage la ſalivation.

Ce traitement affreux & douloureux qu'accompagnoient tant de riſques & de ſi grands maux, faiſoit ſur moi une telle impreſſion, que j'ai ſouvent penſé à ſuivre une autre méthode plus ſûre & moins fâcheuſe tant pour les malades que pour ceux qui en prennent ſoin.

Ce fut ce qui m'engagea à confulter l'illuftre van Swieten, comme j'ai coutume de faire dans les cas difficiles. Il me communiqua avec fa bonté ordinaire le reméde antivénérien fuivant, au moyen duquel on n'eft pas obligé de courir les rifques de la falivation & de fes funeftes effets.

Prenez mercure fublimé corrofif, un demi-gros; efprit de vin rectifié tiré du froment, cinq livres; laiffez le tout dans une bouteille de verre, jufqu'à ce que le mercure fe foit fondu, & fecouez bien la bouteille avant d'en faire ufage.

§. 3.

LE célèbre van Swieten ayant donc voulu que je fiffe le premier, dans l'Hôpital Saint Marc, les épreuves de ce reméde actif & efficace, je commençai le premier

Mai 1754, à le donner à cent vingt-huit malades qui s'étoient rendus à l'Hôpital, pour y profiter du traitement qui se fait d'ordinaire au printems.

Ils furent tous guéris heureusement sans avoir eu de salivation; ce qui décida dès-lors à ne plus faire usage de la salivation, & à ne pas s'en tenir seulement aux traitemens du printems & de l'automne.

Depuis ce temps-là on traite dans toutes les saisons & tous les jours de l'année, par le moyen de l'esprit antivénérien, ceux qui viennent journellement à l'Hôpital pour des maux vénériens de toute sorte d'espéce.

Ce traitement a été employé depuis huit ans entiers sans interruption, de la même maniere & avec le même succès. Maintenant encore la méthode est la même que celle que nous avons suivie, en donnant le mercure fublimé pour la premiere fois.

§. 4.

Il n'est point nécessaire de préparer les malades à l'usage du fublimé, sinon dans les cas suivans ; quand il y a des preuves de faburre ou d'humeurs vitiées dans les premieres voies, & alors je commence par les purger ; je fais précéder la faignée, lorfque le sujet est pléthorique, & que l'état de la maladie ou quelque symptome le demandent. Ces précautions étant employées autant qu'il est nécessaire, je passe à l'usage de l'esprit antivénérien que je donne dans la proportion d'un demi-grain pour une once d'esprit de froment, proportion que j'observe constamment. Le nombre des malades que je traite, est si considérable, qu'il est nécessaire de préparer tous les huit

L v

jours, dix, quinze, & même vingt livres d'efprit antivénérien. J'en donne aux malades une cuillerée, matin & foir, ou tout au plus deux cuillerées ; & je leur fais boire une ou deux livres d'une décoction chaude faite avec l'orge, la régliffe & la racine d'althæa ou guimauve. On fait refter les malades qui viennent de prendre ce reméde dans une chambre échauffée par un poële, jufqu'à ce qu'ils ayent fué abondamment.

§. 5.

On les nourrit avec ce qu'on appelle dans l'Hôpital *Portio media* qui eft faite avec du bouillon, des farineux légers & aifés à digérer, & de la viande blanche : on ne leur défend pas l'ufage de la bierre légere, mais ils doivent s'abftenir de vin & des alimens gras & falés. Ils font leur boiffon ordinaire de la décoction rapportée ci-deſſus. Pour ceux des malades qui ont un tempérament ſec, on mêle à cette décoction une moitié de lait, ils doivent beaucoup boire. En général la boiſſon abondante eſt néceſſaire.

§. 6.

Si on fait prendre de temps en temps un purgatif ordinaire, le traitement ne réuſſit que plus facilement.

Ceux qui vont rarement à la ſelle, ou ont le ventre fort ſerré, doivent prendre de tems en tems un lavement émollient.

Il eſt heureux pour les malades que le reméde les faſſe aller chaque jour deux ou trois fois à la ſelle, car ils ſont très-promptement guéris.

§. 7.

Le reméde agit chez les uns

par les felles , chez d'autres par
les urines ; dans beaucoup il excite des fueurs & il provoque toutes les fecrétions & les excrétions.

Il produit d'autant plus vîte
l'effet qu'on en attend, que l'on
boit davantage de la décoction
émolliente.

Ce qu'il y a de remarquable
dans l'action de ce reméde , &
ce qui lui mérite la préférence
fur les autres préparations de mercure , c'eft qu'il n'excite point de
falivation , car à peine l'ai-je vû
arriver dans le grand nombre de
gens à qui je l'ai fait prendre ,
& ceux qui en ont eu , avoient
fait précédemment ufage de quelqu'autre préparation de mercure.

§. 8.

D A N S les cas où il furvient
de la falivation , j'interromps l'u-

fage du reméde, je fais feulement continuer celui de la décoction émolliente en abondance ; & fouvent cela fuffit pour que la falivation ceffe d'elle-même. Cependant lorfqu'elle continue plus long-tems, je l'arrête par le moyen des lavemens & des doux purgatifs; & quand elle eft entiérement finie, je fais reprendre l'ufage de l'efprit antivénérien.

Il ne furvient pas pour l'ordinaire pendant le temps du traitement, d'autre fymptome qui oblige d'interrompre l'ufage du reméde; & on le continue tant qu'il refte quelque fymptome vénérien.

§. 9.

BEAUCOUP de malades font parfaitement guéris dans l'efpace de fix femaines ; il y en a cepen-

dant quelques-uns , & ce font
fur-tout ceux chez lefquels le virus
vénérien a jetté de profondes racines , ou chez lefquels il a formé
dans les parties molles , des ulcéres profonds & rongeans qui ne
peuvent être parfaitement gueris ,
qu'on n'ait fait ufage du mercure fublimé pendant deux ou trois
mois.

Les hommes font plutôt guéris
que les femmes , parce que la
maladie fe manifeftant plus tard
dans celle-ci , elle eft plus difficile à chaffer.

Outre cela les régles retardent
ordinairement la guérifon ; quoique l'ufage de ce reméde ne caufe
aucun dérangement dans cette
excrétion , cependant il faut con-
defcendre à l'idée de femmes qui
refufent de prendre aucun reméde
pendant le temps de leurs régles.

Telle eft la méthode que je
fuis dans le traitement de ceux

qui sont attaqués de maux vénériens, & voici quels sont ses effets.

§. 10.

SELON les diverses parties du
corps qui reçoivent par contagion la matiere âcre vérolique,
il se forme différens maux, & il
naît différentes maladies vénériennes.

Lorsque la gonorrhée maligne
se supprime trop tôt, il se forme
le plus souvent dans les parties
glanduleuses des bubons vénériens qui se guérissent fréquemment par la voie de la résolution avec le secours de l'esprit
antivénérien, en observant seulement, quand ces bubons sont
durs, de mettre dessus un emplâtre *de galbano* ou *de ranis cum
mercurio*; mais lorsque les bubons
sont enflammés, & viennent à
suppuration, alors on accélére la

fuppuration au moyen de cata-plafmes émollients & d'onguent *bafilicum*, ce qui fuffit fouvent pour que les bubon s'ouvrent d'eux-mêmes. On eft quelquefois obligé de les ouvrir avec le fer quand la peau eft dure ; & on ne le fait que lorfqu'on fent la fluc-tuation du pus ; car fi par im-péritie on les ouvre trop-tôt, il eft fort difficile de les ammener à une bonne fuppuration & de les faire cicatrifer.

§. 11.

Soit que les bubons fe foient ouverts naturellement, ou qu'on les ait ouverts, on doit les trai-ter comme les autres ulcéres vé-nériens. Tant que le pus eft bon, & qu'il eft néceffaire qu'ils fup-purent naturellement, je ne les fais panfer qu'avec l'onguent *bafi-licum* ; mais lorfque l'ulcére eft fordide, que le pus eft en petite quantité, ou qu'au lieu de pus, il ne coule qu'une férofité âcre, on panfe alors l'ulcére avec un mêlange d'onguent digeftif, de *bafilicum*, & d'onguent *ægyptiac*; on détruit par le moyen d'un cauftique, les callofités qui fe forment fur les bords de l'ulcére.

Lorfqu'avec le fecours de ces différens remédes, l'ulcére s'eft nétoyé, eft devenu vermeil & s'eft rempli de chair nouvelle, comme une playe récente, on le fait ci-catrifer, en le panfant avec l'eau phagédénique comme à l'ordinai-re. Les médicamens externes feuls ne fuffifant pas pour faire cica-trifer les ulcéres vénériens, il faut conféquemment que le ma-lade continue à prendre, foir & matin, l'efprit antivénérien, juf-qu'à ce que les ulcéres foient par-faitement fermés. Je me fuis fervi de l'efprit antivénérien comme reméde externe pour panfer les ulcéres, & il a produit le même effet que l'eau phagédénique qui eft un médicament de même nature : auffi on a un excellent reméde vulnéraire, antivénérien dans l'efprit de froment avec le fublimé, fi on l'employe extérieurement avec le double d'une forte décoction des bois fudoriques, comme l'a fait M. Storck.

» On lavoit, dit-il, deux fois le » jour, les ulcéres avec une forte » décoction des bois fudorifiques » fur quatre livres de laquelle on » mettoit fix onces de la folution » de fublimé, & on les remplif- » foit de charpie imbibée, voyez » *Annus Med. fecundus.*

Il faut s'y prendre tout différemment pour traiter ceux dont les ulcéres font déja devenus gangreneux.

§. 12.

JE vois aſſez ſouvent dans mon Hôpital des malades qui à la ſuite d'une gonorrhée maligne, de phimoſis, de paraphimoſis & d'ulcére chancreux de la verge, ont la gangrenne à cette partie & ſont en grand danger qu'elle ſoit entiérement détruite par ce mal. Dans ces cas-là après avoir fait ſaigner, & avoir fait ſcarifier la partie ſphacélée, je donne le quinquina à grande doſe, de façon que le malade en prenne deux onces en ſubſtance dans l'eſpace de vingt-quatre heures. Ce traitement les guérit tous, & beaucoup d'entr'eux ont encore l'uſage entier de cette partie. Il ſurvient une bonne ſuppuration, & les parties mortes ſe ſéparent de ce qui eſt vif. On favoriſe la ſuppuration au moyen d'un onguenr

digeſtif. Lorſque ce qui étoit attaqué de gangrenne eſt tombé,
je fais prendre l'eſprit antivénérien pour corriger & chaſſer entiérement ce qui reſte de virus
vénérien dans le corps.

§. 13.

LES nodus qui ſe forment ſur
différens os, ſe fondent parfaitement bien, & ils ſe diſſipent par
l'uſage interne de l'eſprit antivénérien, & par l'application du
ſeul emplâtre de *ranis cum mercurio ;* cependant il ſe rencontre
quelquefois des nodus ulcérés d'un
très-mauvais caractere ſur le tibia, d'autres fois la ſubſtance du
crâne eſt ſi profondément rongée
ou cariée, que l'on voit les pul-
ſations des arteres de la dure-
mere. Lorſque l'uſage du reméde
a procuré l'exfoliation, les parties
des os qui ont été corrompues,

tombent, les ulcéres se cicatri-
sent, sans autres secours, que
ceux dont j'ai parlé au sujet des
ulcéres.

§. 14.

I L survient à beaucoup de malades des ulcéres au gosier ; le
palais, le voile du palais, la
luette & diverses autres endroits
dans la bouche sont rongés, fen-
dus, & recouverts d'une croute
très-épaisse semblable à du lard.

Quand on a fait usage d'esprit
antivénérien intérieurement, ces
croutes tombent, les ulcéres se
nétóyent, les parties du voile du
palais qui étoient séparées, se re-
joignent, & souvent la luette re-
prend sa forme naturelle ; mais il
faut être exact à injecter sur ces
parties, & à se gargariser avec
le miel rosat & l'esprit de sel.

Souvent il refte à ceux dont le voile du palais a été entiére- rement percé, de la difficulté à parler & avaler pour le refte de leur vie.

§. 15.

D'AUTRES malades ont dans le nez un ulcére qui rend une très-mauvaife odeur & qu'on appelle ozène; outre l'ufage de l'ef- prit antivénérien, je leur fais retirer fort fouvent par le nez, ce qu'on appelle renifler, une eau errhine qui eft compofée d'eau de marjolaine, de miel, de cheli- doine, ou éclair, d'huile tirée de l'amidon & de teinture d'aloes.

Par le moyen de ces remédes, l'ulcére fe déterge parfaitement; & quand il y a carie, comme cela arrive quelquefois, les parties cariées des os fe féparent & for- tent quand on fe mouche.

§. 16.

L'esprit antivénérien a prefque toujours produit l'effet qu'on
en attendoit dans les ophtalmies
vénériennes & les autres maux
des yeux les plus opiniâtres.

Cependant je ne m'en tiens pas
dans ces cas à l'ufage de l'efprit
antivénérien continué pendant
long-tems, je remédie toujours à
l'inflammation par les faignées ré-
vulfives, les épifpaftiques & les
veficatoires appliqués aux jambes
& à la nuque : le feton feul produit fouvent un bon effet, mais
il n'eft pas de durée.

En même temps je fais prendre intérieurement des émulfions
avec le nitre & des décoctions
délayantes pour détruire la dif-
pofition inflammatoire des humeurs, & empêcher leur ftagna-
tion : car fi on ne diffipe pas

l'inflammation, il se forme dans l'œil une suppuration, la vue se perd, & tout l'organe de ce sens est détruit.

Le collyre fait avec l'eau de roses, le nitre, le camphre & le safran m'a été extrêmement utile dans les ophtalmies, ainsi que l'émulsion camphrée.

L'usage de l'esprit antivénérien guérit quelquefois d'autres maladies des yeux, comme les tayes, l'ongle, l'opacité de la cornée, & la cataracte même. Dans ces cas j'employe extérieurement une eau ophtalmique faite avec le savon ou un peu de miel rosat; & lorsque l'opacité est fort considérable, je fais souffler dans l'œil, deux fois le jour, le mercure doux mêlé avec du sucre.

§. 17.

QUANT aux autres maux vénériens, comme les fics & condylomes,

lomes, on les emporte avec le fer, ou on se sert, pour les détruire, d'un caustique jusqu'à ce qu'ils soient desséchés & tombés; mais il faut pour cela que le lieu où ils sont, permette ces moyens, c'est-à-dire, qu'il n'y ait pas à craindre que le fer ou le caustique produise un autre mal. Ces maux ne reviennent pas, si on a corrigé ou chassé le virus vénérien par le moyen de la solution de sublimé.

Comme dans le phimosis, le paraphimosis & le gonflement des testicules qui sont vénériens, il y a souvent une inflammation considérable, il faut commencer par calmer la fiévre au moyen de la saignée, des tempérans, des délayans, des émulsions, ensuite on passera au traitement par la solution de sublimé. Dans ces cas il faut employer continuelle-

M

ment des fomentations & des ca-
taplafmes émolliens.

§. 18.

On doit fe conduire de même
dans la gonorrhée maligne, quand
il coule un pus âcre, corrompu,
quand l'urethre & les caroncules
font enflammées & ulcérées,
quand les urines paffent difficilement, quand la verge eft rouge
& douloureufe & quand la foif
& l'état du pouls indiquent qu'il
y a de la fiévre. Je commence
par diminuer la violence de ces
fymptomes, puis j'adminiftre l'efprit antivénérien. S'il y a quelque mal vénérien dans lequel il
foit néceffaire de boire beaucoup,
c'eft certainement dans la gonorrhée, pour délayer cette humeur
âcre attachée au canal de l'urethre,
& l'en détacher ; c'eft pourquoi

ceux qui ont la gonorrhée, doivent
boire abondamment d'une décoction faite avec l'orge, la réglisse,
la racine d'althæa, soit immédiatement après qu'ils ont pris l'efprit antivénérien, soit dans le
courant du jour. Cette décoction
eft excellente dans ces circonftances.

On parvient à détruire les caroncules qui se forment dans le
canal de l'urethre en partie par
les injections qu'on fait dans l'u-
rethre de remédes émolliens &
déterfifs, & en partie avec les
bougies huilées qu'on introduit
dans ce canal.

Nos Chirurgiens font parfaitement bien de ces bougies ou ten-
tes de diverses espéces pour les
différens maux de l'urethre ; les
unes ouvrent le chemin, d'autres
détruifent ce qui forme embar-
ras dans le canal comme les ex-
croiflances, les cicatrices formées

par des ulcéres précédens, & même l'adhérence ou concrétion des parois du canal de l'urethre. Il faut cependant prendre bien garde d'offenser les parties faines.

Ces remédes guériffent quelquefois très-bien la gonorrhée maligne.

§. 19.

LA gonorrhée bénigne n'eft pas moins fréquente , il coule alors de l'urethre en petite quantité un pus qui eft d'une meilleure qualité. Souvent le traitement de cette efpéce de gonorrhée eft facile & femblable au précédent , on fait prendre l'efprit antivénérien , & pendant fon ufage , des purgatifs de temps en temps.

§. 20.

IL y a des perfonnes à qui il refte après des gonorrhées malignes ou bénignes , une atonie ou relâchement dans les parties qui ont été le siége du mal , si considérable , que souvent , lors même que les malades sont parfaitement délivrés de tous les symptomes vénériens , ils ont encore un écoulement de matiere qui est cependant de la meilleure qualité ; j'ai fort souvent eu la plus grande peine à les guérir , ainsi qu'à faire cesser les fleurs blanches des femmes.

Comme j'ai remarqué que cet accident ne venoit que d'un grand relâchement , je n'ai fait usage pour le dissiper , que des remédes fortifians outoniques. J'ai employé avec beaucoup de succès le quinquina en poudre & en décoction ; quelquefois aussi la rhubarbe légérement torréfiée donnée tous les jours avec quelque absorbant , à la dose d'un demi-gros a produit le même effet ; dans d'autres cas l'essence de pimprenelle bue foir & matin, à la dofe d'une cuillerée & étendue dans de l'eau ou dans une décoction, foulage plus promptement. Si on peut joindre à ces remédes le bain for-tifiant, la cure eft bientôt ter-minée.

§. 21.

ON voit fouvent dans notre Hôpital des malades couverts de galle vénérienne. Toute la peau, mais fur-tout celle du vifage, eft remplie de puftules & de petits ulcéres élevés, couverts d'une ef-carre & remplis d'un pus très-jaune, ce qui la fait paroître enflée dans des endroits plus que dans d'autres. Quelquefois ces puftules & ulcéres ayant plus de furface, différentes parties du corps en font couvertes comme d'une lépre. C'eft par-là qu'on diftingue la galle vénérienne de toutes les autres efpéces de galle : au refte ce n'eft pas tant par la defcription qu'on peut faire de ce mal , qu'on apprendra ce qui le caractérife particuliérement , qu'en le voyant fréquemment.

Quand ces malades font ufage de l'efprit antivénérien , les ulcéres de la peau fe guériffent , les croûtes quittent la peau , tombent , & les taches fe diffipent. Si on termine le traitement par le bain , la peau fe nettoye parfaitement.

§. 22.

Il fe trouve fréquemment à l'Hôpital une fi grande quantité de gens du plus bas peuple attaqués d'une horrible galle humide , que le nombre des malades furpaffe de beaucoup celui des lits qui leur font deftinés. L'illuftre van Swieten a donné à cet Hôpital la recette de l'onguent mercuriel fuivant pour traiter ces galleux.

Prenez mercure , deux onces ;

M iv

eau de fontaine, trois onces ; faites-les bouillir enfemble dans un vaiffeau de terre verniffé, prefque jufqu'à ce qu'il n'y ait plus d'eau ; lorfque ce qui refte, commence à former des écailles, & à répandre des vapeurs ou une fumée rouge, dont il faut fe garantir, on ajoute alors peu-à-peu trois livres de faindoux ou graiffe de porc ; quand tout eft bien mêlé, verfez fur une pierre de marbre & confervez pour l'ufage.

On fait des frictions fur la peau avec cet onguent, mais on doit avoir l'attention de purger fouvent les malades, & de faire les frictions peu-à-peu & fur les différentes parties fucceffivement pour ne point exciter de falivation.

On frotte avec cet onguent les galléux, que la galle foit vénérienne ou non. Ceux qui ont

une galle vénérienne, font outre
cela ufage de l'efprit antivénérien ; & ce qui eft à remarquer,
lorfqu'on obferve les précautions
dont il eft parlé plus haut, l'efprit antivénérien & les frictions
mercurielles ne leur caufent point
de falivation.

Quant à ceux qui font attaqués de galle bénigne féche, on
les guérit aifément, en leur faifant prendre d'abord des purgatifs & une décoction altérante,
puis matin & foir, une poudre
compofée d'un demi-gros d'yeux
d'écreviffes & de quelques grains
de fouphre.

§. 23.

BEAUCOUP de gens font tour-
mentés par une goutte vénérienne,
& c'eft fur-tout pendant la nuit
que les douleurs dans les os fe
font fentir plus vivement. La

plûpart de ces malades difent pour exprimer la douleur qu'ils éprouvent, qu'elle eſt telle, que ſi l'on frottoit deux os ſecs l'un contre l'autre au point de pouvoir les briſer.

Lorſqu'ils font uſage de l'eſprit antivénérien, quelquefois les douleurs augmentent dans le commencement, mais ſi on le continue, elles ſe calment chez la plûpart.

Les articulations devenues roides recouvrent leur mobilité au moyen du bain ; on envoye enſuite aux bains de Baad les malades & principalement les ſoldats quand ils ont beſoin d'avoir une plus grande force, ou que le bain fortifiant eſt néceſſaire pour guérir parfaitement leurs ulcéres.

Lorſque toute la maſſe du ſang eſt infectée du virus vénérien, on voit ſouvent dans les mêmes perfonnes plufieurs de ces maladies réunies, comme dans les véroles confirmées , & ces gens-là guériffent auffi heureufement que les autres malades par l'ufage continu du même reméde antivénérien.

§. 24.

LES perfonnes qui ont pris l'efprit antivénérien, demeurent fains tant qu'ils ne courent pas les mêmes rifques qu'auparavant ; il fuffit fouvent d'avoir eu une feule fois commerce avec une femme infectée, pour retomber malade.

§. 25.

LE reméde de M. van Swieten ne guérit pas feulement les maladies vénériennes, il guérit encore d'autres maladies chroniques , quoiqu'elles ayent une caufe bien différente.

M vj

§. 26.

CE reméde n'a fait mourir aucun de ceux qui l'ont pris, & il n'a pas caufé un feul fymptome ou accident grave & dangereux à perfonne ; mais il a agi comme un reméde très-efficace, & qui n'eft nullement nuifible. Des femmes groffes même, foit celles qui ignoroient qu'elles le fuffent, foit celles qui cachoient leur groffeffe, ont pris l'efprit antivénérien pendant un mois & plus, fans en reffentir la moindre incommodité.

On voit par ce qui a été dit, avec quel fuccès on a guéri, & on guérit encore la vérole & tous fes différens fymptomes.

§. 27.

IL feroit fuperflu de vanter les effets de ce reméde antivénérien de Monfieur van Swieten, après

que les deux célèbres Praticiens,
Meffieurs de Haen & Storck ont
annoncé & recommandé le fublimé dans leurs fçavantes obfervations annuelles, comme un
reméde excellent & fans égal
contre toutes les maladies vénériennes.

C'eft à caufe des grandes vertus
de ce reméde, qu'on l'a mis au
nombre de ceux que l'on diftribue
gratis dans l'Hôpital, pour l'ufage des pauvres, fous le nom de
liqueur antivénérienne.

Je dois une partie de la réuffite
de mes foins à l'exactitude de
mon Chirurgien de l'Hôpital,
M. Antoine Rechtberger, qui a
parfaitement bien appliqué les remédes externes fuivant les indi-
cations.

Il me refte encore à donner
l'état des malades qui ont été heureufement guéris de maux vénériens dans mon Hôpital Saint

Marc, par le moyen de l'efprit antivénérien.

J'ai commencé comme on l'a vû ci-deffus, le premier Mai 1754 à traiter les malades avec l'efprit antivénérien.

Il y en a eu de guéris

en	1754,	. . . . .	413.
	1755,	. . . . .	670.
	1756,	. . . . .	653.
	1757,	. . . . .	687.
	1758,	. . . . .	732.
	1759,	. . . . .	711.
	1760,	. . . . .	546.
	1761,	. . . . .	468.

TOTAL . . . . 4880.

§. 28.

IL n'y a eu aucun malade qui n'ait été guéri par l'ufage de l'ef-prit antivénérien, finon ceux dont la maladie avoit jufques-là paru incurable & à qui on avoit donné le reméde, parce qu'ils l'avoient défiré ardemment. J'ai eu cependant la satisfaction de voir que quelques-uns de ceux qui paroiſſoient ne pouvoir guérir, l'ont enfin été après un long uſage du reméde.

§. 29.

IL y a des tempéramens, ſurtout parmi les femmes, qui ne peuvent ſupporter ce reméde ; quelques-unes dont le genre nerveux étoit extrêmement ſenſible, avoient des convulſions, ou des ſpaſmes en le prenant.

En pareils cas j'ai employé le mercure doux ou quelqu'autre préparation mercurielle.

Lorſque je n'ai pu faire uſage du reméde mercuriel, alors je me ſuis ſervi avec ſuccès, & dans les cas les plus déſeſpérés de la décoction des bois de gayac & de

bardane, recommandée par beaucoup d'Auteurs.

Voilà ce que j'ai cru devoir
publier pour la gloire de l'Auteur de cet excellent reméde, &
pour faire voir que la curation
des maladies vénériennes, par
son moyen, est certaine sans aucun danger, & n'a rien qui puisse
en éloigner.

----

§. 29.

Extrait de l'Ouvrage précédent,
Chapitre second de Épilepsia.

§. 1.

Dans le temps où j'ai commencé à faire prendre l'esprit antivénérien à ceux de mon Hôpital qui avoient des maux vénériens, j'eus à traiter un homme
qui étoit attaqué en même temps
de vérole & d'épilepsie. Je lui
trouvai sur le crâne une tumeur

offeuse ou tophus confidérable qui étoit encore fermé & recouvert de peau. J'hafardai de lui donner l'efprit antivénérien. Il eut fouvent des convulfions pendant l'ufage du reméde, mais dans la fuite le tophus étant venu à fuppuration, & s'étant ouvert, l'épilepfie ceffa ; la playe s'étant enfuite cicatrifée, il fortit de l'Hôpital, guéri de la vérole & de l'épilepfie.

N°. XLIX.

Extrait d'un Ouvrage qui a pour titre : *Joannis Bonæ, Hiſtoria aliquot curationum mercurio ſublimato corrodenti perfectarum, Veronæ, 1757, in-8°.*

OBSERVATION PREMIERE.

UN jeune homme d'un tempérament chaud & humide, qui avoit eu une gonorrhée virulente, dont il avoit été parfaitement guéri, ayant de nouveau entretenu un fréquent commerce avec des femmes infectées de maux vénériens, il lui vint au gland des poireaux & de petits ulcéres. Un flux hémorrhoïdal, qui étoit chez lui un mal héréditaire , devint tellement abondant , qu'il tomba dans un état cachectique, & il se forma d'assez fortes obstructions au foie & à la rate. A cela , se joignoit de tems en tems une petite fiévre & un flux de ventre séreux qui duroit plusieurs jours. Tant de maux affoiblirent ce jeune homme en peu de temps , au point qu'il ne lui restoit pas assez de force pour marcher , même lentement. On mit en usage un grand nombre de médicamens & même des plus actifs , mais le peu de soulagement qu'ils procurerent, nous fit penser que sa maladie étoit entretenue par un mal vénérien ; on en voyoit même quelques symptomes assez marqués. En effet ses cheveux étoient tombés pour la plus grande partie , on voyoit sur-tout en été de larges taches jaunes sur la peau ; il s'élevoit sur le gland des pustules accompagnées de démangeaison qui difparoiffoient bientôt, fans qu'on eût rien fait pour cela. En conféquence, je me déterminai à faire prendre le mercure fublimé à ce malade. On en fit diffoudre un grain dans deux onces d'efprit-de-vin qui furent féparées en fix portions dont le malade prit deux par jour, une le matin, & l'autre le foir. Au bout de fix jours les deux onces d'efprit-de vin où il y avoit un grain de fublimé cor-rofif, ne furent divifées qu'en qua-tre portions pour prendre en deux jours. Le malade buvoit toujours, immédiatement après avoir pris fon reméde, trois livres d'une dé-coction d'orge ou de racine de guimauve.

Voici quel fut l'effet de ce mé-dicament ; dès les premiers jours le ventre qui avoit jufqu'alors été relâché, fe refferra, les urines furent plus abondantes & accompagnées de chaleur ; outre cela, le malade commença à reſſentir aux os de la jambe & de l'avant-bras de légeres douleurs, ce qui ne l'avoit point encore incommodé. Le onziéme jour la doſe de ſublimé corroſif fut encore augmentée ; car un grain de ſublimé diſſout dans deux onces d'eau-de-vie ne ſervit que pour trois doſes, dont on donna deux chaque jour. Ce traitement dura cinquante jours. Cette augmentation de la doſe du ſublimé fit que les premiers jours le malade alla fort ſouvent à la ſelle avec douleur, & la quantité du ſang qu'il perdoit par le flux hémorrhoïdal, devint encore plus conſidérable. Néanmoins le malade ſupporta parfaitement bien tous ces accidens. Dans la ſuite du temps le flux de ventre diminua un peu, cependant le malade avoit chaque jour, mais ſans douleur, des

selles liquides; le flux hémorrhoïdal diminua, & enfin il ne sortit plus qu'une lymphe claire,
au lieu de sang; les douleurs assez
vives qui s'étoient fait sentir
dans cette partie, cesserent entiérement; l'urine coula toujours
abondamment; vers la fin du traitement, il s'éleva sur le gland
quelques petites pustules, mais
elles disparurent bientôt, sans
qu'on eût rien fait pour cela. La
couleur du visage, les forces qui
s'augmentoient de jour en jour,
avoient dès auparavant fait espérer la guérison; enfin le malade
assura qu'il se portoit bien. Ses
alimens avoient été de l'orge, du
veau, beaucoup d'eau où l'on
avoit fait cuire de l'orge & de la
racine de guimauve. Je ne lui
permis que très-peu de chose à
souper. Au commencement du
traitement le malade garda le lit;
dans la suite il se leva, mais il

ne sortit de chez lui , que lorfque le traitement fut terminé.
Peu de jours après , je lui fis boire
des eaux vitrioliques martiales ,
dont l'effet fut de lui rendre sa
premiere santé.

OBSERVATION II.

J'AI guéri avec ce reméde , &
prefque dans le même temps, c'eft-
à-dire dans le courant du mois de
Mai de l'année derniere , un autre jeune homme d'un tempérament bilieux , qui étoit tourmenté de douleurs erratiques dans les
os , caufées par la vérole. Il fouffroit fur-tout de la poitrine &
avoit une difficulté de refpirer
périodique. Un grain de fublimé
corrofif diffout dans deux onces
d'eau-de-vie fervit pour fix dofes,
dont il prenoit deux chaque jour,
l'une le matin , & l'autre le foir,
en buvant abondamment par-

deſſus d'une décoction d'orge.
D'abord la douleur augmenta ,
mais le quatriéme jour le ventre
étant devenu lâche & l'urine ayant
coulé en abondance , la douleur
diminua peu-à-peu. Après quatorze jours de ce traitement , la
même quantité de ſublimé ne fut
plus diviſée qu'en quatre doſes
qui furent priſes en deux jours ,
& qui occaſionnerent encore le
relâchement du ventre. Le temps
froid & humide qui ſurvint alors,
augmenta la douleur & la difficulté
de reſpirer. Enfin le vingtiéme
jour on augmenta la doſe ; le
grain ne fut diviſé qu'en trois
portions. Le vingt-quatriéme jour
les ſelles furent très-abondantes ,
cependant les ſymptomes ne diminuerent pas. Au bout de trente
jours de l'uſage de ce reméde ,
le malade prit un demi-grain de
ſublimé , le matin & autant le
ſoir , ce qui s'obſerva enſuite

tous

tous les jours. Cette dose & les
beaux jours firent naître des es-
pérances : les selles étant devenues plus abondantes & plus fré-
quentes ainsi que les urines ; les
accidens diminuerent de façon,
qu'il ne resta qu'une douleur sup-
portable, & seulement d'un côté.
Le malade commença à se promener dans la ville, il alla ensuite à la campagne, mais il se
trouva plus incommodé, sans
doute, à cause du changement
d'air & de temps. Il revint bien-
tot à la ville, & l'air étant devenu fort chaud, il eut une sueur
qui le soulagea beaucoup ; comme il se joignoit à la petite fiévre une sensation de chaleur qui
étoit incommode, on ajouta à
l'eau-de-vie une bonne quantité
de syrop violat. Voilà comme on
conduisit le malade jusqu'à la fin
du mois Juin ; mais alors il re-
fusa de prendre davantage de ce

N

reméde. Il lui reſtoit encore un peu de douleur à la poitrine , mais elle ſe diſſipa par une douce friction qu'on fit ſur la partie malade avec l'onguent mercuriel , le jeune homme ſe trouva avoir recouvré une ſanté parfaite. Le régime a été le même que dans le cas précédent.

OBSERVATION III.

LE troiſiéme malade auquel j'ai fait prendre le mercure ſublimé dans le même temps , étoit un jeune homme qui avoit gagné la vérole en ayant commerce avec des femmes qui en étoient infectées. Des ulcéres qu'il avoit au goſier étant guéris , il parut ſur le front des puſtules accompagnées de douleurs , & d'où découloit un ichor âcre; il s'en éleva auſſi ſur le doigt du milieu de la main droite autour de l'articulation de l'os de la premiere phalange avec l'os de la seconde ; il y avoit enflure & douleur , de façon qu'il ne lui étoit pas possible de plier le doigt ; à cela se joignirent la douleur d'estomac & la difficulté de respirer. On commença le traitement par une très-petite dose de mercure sublimé ; car on ne lui en donnoit que la sixiéme partie d'un grain , deux fois par jour , le matin & le soir , mais en augmentant peu-à-peu. Il en vint enfin à prendre , tous les jours , un grain & demi de sublimé dissous dans l'eau-de-vie & séparé en deux doses ; il buvoit abondamment d'une décoction d'orge & observoit le même régime qu'auparavant. Dès le commencement ce malade eut des sueurs considérables , & les urines sortirent sans aucune douleur. Le dixiéme jour, le ventre étant devenu très-lâche la sueur s'arrêta, mais elle reparut bientôt, parce que les évacuations du ventre cellerent d'elles-mêmes, & cette excrétion ne fut plus dérangée pendant tout le reste du temps que dura le traitement. Les pustules ou boutons du front rendoient un ichor fœtide, il tomboit quelques croutes, mais il s'en reformoit d'autres, ce que l'on vit arriver aussi au doigt, dont cependant la douleur, la tumeur diminuerent insensiblement, & dont le mouvement étoit plus facile. Le vingt-deuxiéme jour, les boutons se trouverent entiérement desséchés, & il ne resta que quelques cicatrices. La sueur continua jusqu'au quarantiéme jour, les douleurs de l'estomac & la difficulté de respirer se dissiperent. Les forces étoient revenues, néanmoins il s'élevoit de tems en tems quelques boutons que l'application de

l'onguent mercuriel faifoit difparoître. Dès-lors le malade commença à fortir de fa chambre &
même de fa maifon , mais cependant avec précaution ; & le traitement ayant été continué jufqu'au
foixantiéme jour, il fe crut guéri.
Dans la fuite il a encore paru de
tems en tems quelques boutons
au front ; du refte ce jeune homme fe trouve jufqu'à ce jour en
bon état.

OBSERVATION IV.

IL a fallu beaucoup moins de
temps pour la guérifon d'un Co-
cher âgé de vingt ans , homme
d'un tempérament fanguin & qui
a de l'embonpoint. Une infection
vénérienne avoit donné lieu à la
formation d'une tumeur dans l'aîne ; il n'en fut pas bien guéri ,
car cinq mois après , cette tumeur
s'ouvrit , & le malade eut des

douleurs goutteufes & rhumatifmales , principalement dans les
membres fupérieurs & dans les
mufcles intercoftaux , avec une
grande difficulté de refpirer. On
fit fondre un grain de mercure
fublimé dans deux onces d'eau-
de-vie , & on lui ordonna de
prendre deux fois le jour , un
quart de cette préparation &
beaucoup d'une décoction d'orge ;
mais dès le premier jour il en prit
le matin un tiers , ce qui caufa
une fuperpurgation avec des coliques violentes ; une boiffon
abondante de lait les diffipa. On
différa l'ufage du reméde jufqu'au
lendemain , & , je ne fçais comment , le malade fe trompa encore , & prit un tiers de grain , ce
qui donna lieu au renouvellement
de la fuperpurgation & des douleurs , il furvint en même tems
des fueurs ; les douleurs qui fe
faifoient fentir dans les membres ,

furent aufli beaucoup plus violentes , cependant tous ces accidens cefferent peu-à-peu. Le lendemain on ufa de plus de précautions , & le malade ne prit qu'un
quart de grain de fublimé , il but
immédiatement après beaucoup
d'une décoction d'orge coupée
avec un quart de lait ; aufli l'effet
du reméde fut-il plus doux , il
y eut des fueurs & des felles peu
abondantes fans douleur. Tout le
refte du traitement fe paffa de
même , cependant il furvint un
peu de tuméfaction dans les glandes falivaires , avec une légere
douleur & un peu de falivation ,
mais ces accidens furent bientôt
diffipés. La maladie parut tellement diminuée, que je ne jugeai
pas à propos de faire augmenter
la dofe du fublimé. Le vingt-
quatriéme jour la tumeur de l'aîne étant fondue & l'ulcére cica-
trifé , le malade perfuadé qu'il

éroit parfaitement guéri , refufa de continuer plus long-tems le traitement.

Observation V.

Peu de temps après j'employai le même traitement pour un jeune homme d'un tempérament fec & chaud. Il avoit gagné plufieurs fois la gonorrhée , en ayant commerce avec des femmes gâtées , & avoit enfuite eu des ulcéres au gland. Quoiqu'il y eût déja long-tems que tous ces maux fuffent diffipés , il lui reftoit encore une demangeaifon incommode dans le canal de l'urethre , & il reffentoit de l'ardeur en urinant , de tems en tems il paroiffoit de petits ulcéres fur le gland , fans qu'il y eût une nouvelle contagion ; dans la fuite il fe forma deux tumeurs dans l'aîne , qui étoient de la groffeur d'une noix

& accompagnées d'une douleur qui devenoit plus vive, quand le malade marchoit ; tout cela me fit conjecturer une infection vénérienne. Voici ce que je fis pour le guérir ; on fit fondre un grain de sublimé dans trois onces d'eau, & on donna à ce jeune homme, matin & soir, un sixiéme de cette eau, jusqu'au neuviéme jour, sans qu'il bût la décoction d'orge. Le reméde causa des déjections, de légeres douleurs, & ensuite des sueurs abondantes. Le malade fut en même temps attaqué d'une petite fiévre & de douleurs de tête qui cessoient cinq heures après la prise du médicament ; mais alors la douleur qui précédemment s'étoit fait sentir aux bubons, devint plus vive. Ce qu'il y avoit de plus difficile à supporter, étoit une soif excessive ; c'est pourquoi en augmentant la dose de façon qu'il

N v

en prît un quart deux fois par
jour , j'ordonnai qu'on y mêlât
un peu de fyrop de violette , &
qu'après avoir pris le fublimé , il
bût une livre de décoction d'orge. La fueur s'arrêta & le ventre
refta lâche encore quelques jours,
mais le malade n'y reffentit aucune douleur. La fiévre , la douleur de tête, la foif ayant difcon-
tinué , on augmenta encore la
dofe du fublimé de façon , que
le malade en prit un tiers de
grain deux fois chaque jour. Cette
quantité n'occafionna pas d'évacuations ni par les felles , ni par
les fueurs , ni par les urines , &
cet homme s'étoit tellement accoutumé à ce fublimé, que quoiqu'il le prît fans y mêler de fyrop
de violette & fans boire immédiatement après de décoction d'orge,il n'en reffentoit aucune incommodité. Le jeune homme ayant
fait ufage de ce reméde pendant

plus de deux mois, & n'ayant
du reste rien changé à sa façon
de vivre ordinaire , sinon qu'il
prenoit des alimens légers & aifés à digérer , les tumeurs des
aînes & les autres maux difparurent entiérement, & il recouvra
fa fanté.

OBSERVATION VI.

Au mois d'Août de la même
année commença le traitement
d'un Pêcheur âgé de quarante ans
& d'une conftitution féche &
chaude. Il étoit attaqué d'une vérole telle que, ni les frictions mercurielles répétées jufqu'à trois
fois , ni les décoctions qu'on
donne en pareils cas , qui avoient
enfuite été mifes en ufage , n'a-
voient pû le guérir. Les principaux fymptomes étoient ceux-ci ,
un ulcére d'une très-mauvaife
efpéce à la cuiffe gauche ; des

tophus au genouil du même côté, ce qui faifoit que le malade ne pouvoit étendre la jambe, & boitoit; il y avoit derriere l'oreille gauche un ulcére confidérable & fordide. On donna à ce malade le fublimé corrofif diffout dans l'eau-de-vie en commençant par un fixiéme de grain, & on lui fit boire la décoction d'orge jufqu'au feptiéme jour de l'ufage de ce reméde. Il ne s'apperçut d'aucun changement, finon qu'il rendoit une grande quantité d'urine qui répondoit à la boiffon abondante qu'il prenoit. La dofe du fublimé fut augmentée jufqu'à ce qu'il en prît un tiers de grain, ce qui lui procura quelques felles, & il commença auffi à fuer la nuit; en même temps le malade reffentit une chaleur confidérable dans tout fon corps & des fpafmes qui étoient à la vérité de peu de durée, mais

violens , ce qui fit que je préfé-
rai de lui faire faire usage du
sublimé dissout à la quantité d'un
grain dans demi-once d'eau à laquelle on avoit encore ajouté une
once de syrop violat. L'ardeur &
les spasmes cesserent , les sueurs
s'établirent & les urines coulerent
en abondance. A compter de ce
moment , le malade prit un demi-grain de sublimé , le matin
& autant le soir. Environ le
vingtiéme jour, au grand étonne-
ment de tout le monde, l'ulcére,
qui avoit son siége derriere l'o-
reille, se couvrit d'une cicatrice,
& sa jambe commença à s'étendre. Dans la suite le malade mar-
cha de mieux en mieux, & par-
vint à monter, ce qu'il ne pouvoit point précédemment. Le second mois de ce traitement étant
fini , on lui fit prendre un grain
& demi divisé en deux portions,
dont il prenoit l'une le matin &

l'autre le foir. Les tophus fe diffiperent , l'ulcére de la cuiffe fe
guérit , & en général la fanté de
cet homme fut rétablie , à l'exception qu'il ne pouvoit pas étendre parfaitement la cuiffe. Il a
fait ufage du fublimé pendant
trois mois , & a fuivi le même
régime que les autres.

OBSERVATION VII.

CE fut environ dans le même
temps que je traitai un jeune
homme âgé de trente ans , d'un
tempérament fanguin & mélancholique. Il avoit les gencives
enflammées & très-douloureufes.
Il paroiffoit être tout à la fois
hipocondriaque & fcorbutique.
Je lui ordonnai de faire ufage de
petit lait clarifié avec le fuc de
quelques plantes qui ont de la
vertu contre cette maladie , & de
décoctions délayantes , atténuan-

tes & adouciſſantes. Quand le malade eut fait un long uſage de tous ces médicamens , il ne parut pas être en meilleur état. Un ulcére dartreux ſe répandit ſur toute la joue , juſqu'a la partie poſtérieure de l'oreille ; les remédes ne produiſirent aucun effet , & cet homme ayant eu une gonorrhée virulente , nombre d'années auparavant , je commençai à ſoupçonner d'après ce qu'a écrit le célèbre Aſtruc , que la maladie étoit entretenue par un levain vénérien. En conſéquence , & de l'avis du ſçavant Médecin, Charles de Terzi , je commençai à le traiter avec le ſublimé corroſif diſſout dans l'eau, à laquelle j'ajoutai du ſyrop violat , & il but par-deſſus la décoction d'orge. Pendant les premiers jours durant leſquels le malade ne prit qu'un ſixiéme de grain , matin & ſoir , il ne ſe fit aucun changement. Dans la fuite la dofe ayant été augmentée jufqu'à un quart de grain, le ventre devint un peu lâche, & les urines furent abondantes. Enfin on lui fit prendre chaque jour un demi-grain, matin & foir, jufqu'à la fin du troifiéme mois, & les urines furent pour l'ordinaire abondantes. Pendant ce temps tous les fymptomes difparurent, & on termina le traitement. Les premiers jours il fembla s'établir une efpéce de falivation, mais elle ne fut point accompagnée de l'enflure de l'intérieur de la bouche ni de douleur, & elle s'arrêta bientôt, fans qu'on eût rien fait pour cela.

OBSERVATION VIII.

UN homme âgé de quarante ans, d'un tempérament fanguin & bilieux, qui avoit été attaqué de douleurs goutteufes & rhuma-

tifmales dans tous les membres
& de fiévre , après avoir été faifi
de froid dans un moment où
il avoit très-chaud , n'ayant pû
être guéri ni par la méthode an-
tiphlogiftique de Boerrhaave , ni
par la décoction de falfepareille ,
de fquine , ni par les plantes anti-
fcorbutiques ; on commença vers
la fin du mois d'Octobre de l'année derniere , à le traiter avec
le fublimé corrofif donné de la
même façon que ci-deffus. Son
effet fut , pendant l'efpace de quarante jours , un flux d'urine abondant. Ce temps étant paffé , le
malade qui depuis trois mois
gardoit le lit & ne pouvoit fe remuer , fe trouva parfaitement
guéri. Son régime avoit été le
même que celui du malade précédent.

On voit par ces Obfervations ,
que ce n'eft pas feulement dans
les cas de maux vénériens que le

fublimé corrofif réuffit, & qu'il eſt d'auſſi d'autres maladies qu'il guérit ; je pourrois le prouver par pluſieurs exemples , comme ceux d'un homme qui avoit dans l'abdomen, une tumeur dure & qu'un de mes diſciples a guéri , & d'une femme aſthmatique , dont une hydropiſie commençante a été diſſipée par le ſublimé ; mais j'ai rempli & au-delà le deſſein que j'avois par les Obſervations que l'on vient de lire.

———————————————

Lorſque j'ai eu lu les Obſervations de M. Bona , j'ai héſité ſi je les ajouterois à ce Recueil. Car , quoiqu'elles prouvent les vertus de l'uſage interne du ſublimé corroſif, je ne donne point ſa méthode pour qu'on l'imite. On peut ſe promettre des ſuccès, ſans cauſer les accidens qui ſont arrivés aux malades de M. Bona , & qui font dûs à la trop grande quantité de fublimé donné à la fois, au peu de fluide dans lequel il a été diffout & étendu, & au défaut de boiffon délayante & adouciffante. On doit préférer la méthode de M. van Svieten, ou plutôt il faut que, dans chaque pays qui fera très-différent de ceux, où on aura employé le nouveau reméde, on faffe des effais, & qu'on cherche avec prudence quelle eft la méthode fuivant laquelle on peut l'adminiftrer fans danger : je préfume, d'après la lecture de l'Ouvrage de M. Bona, qu'il faut donner moins de fublimé en Italie. Je ne me fuis déterminé à donner ces Obfervations, que pour ne rien laiffer à défirer de ce qui étoit écrit nouvellement fur le fujet que je traite, & parce qu'elles peuvent démontrer à ceux qui craignent la vertu corrofive du fublimé, que

l'on peut même en prendre beaucoup plus , que l'on n'eſt obligé
d'en donner pour guérir les maux
vénériens , ſans riſquer ſa vie.

Nº. L.

Nous recevons dans le moment
un Ouvrage nouveau ſur les Maladies vénériennes , & leur traitement par le ſublimé corroſif.
Il a pour titre : *Tractatus Phyſico*
Medicus de Americana lue ac om-
nium tutiſſima curandi Methodo
Mercurii ſublimati corroſivi ope, a
Fortunato-Antonio Cren, Melitœ,
1762. *in-*4°. Nous aurions déſiré
ajouter ici l'extrait de ce Livre
nouveau pour qu'on trouvât dans
ce Recueil tout ce qui a été publié
ſur l'uſage interne du ſublimé ;
mais le retard qu'a ſouffert depuis trois mois la publication de
cet Ouvrage , ne permet pas de la

différer encore. Nous réfervons ce Livre de M. Cren pour un fecond Recueil fur l'ufage du fublimé, qui paroîtra lorfque nous aurons raffemblé de quoi former un fecond volume : nous nous contentons pour le préfent d'ajouter les éloges que ce Médecin fait du nouveau reméde à ceux des autres célébres Praticiens qu'on vient de lire, & quelques remarques importantes qui confirment les dernieres réflexions du Mémoire précédent.

[Je puis affirmer, dit M. Cren, que dans un grand nombre de traitemens que j'ai fuivis , & pendant un long-tems après l'ufage du fublimé, je n'ai jamais remarqué aucun fymptôme ou accident fâcheux qui puiffe faire voir que ce reméde produit le plus petit mal ; & j'ai obfervé qu'il avoit toujours fait fortir tout le virus vénérien , & que , dans

les cas de vérole confirmée , les
malades avoient été parfaitement
guéris , quoique le mal eût ré-
fifté précédemment à plufieurs
frictions. . . . . S'il arrive jamais
que ce reméde produife quelque
mal , ce que je n'ai point encore
vu, ce n'eft point au fublimé qu'on
doit l'attribuer , comme caufe
néceffaire , mais il eft certainement dû à ce qu'on n'a pas apporté les attentions convenables
dans le choix du fublimé , la
préparation du malade , la dofe
ou l'adminiftration de ce reméde. . . . On peut l'attribuer , avec
raifon , ou à la négligence & à
l'impéritie de celui qui adminiftre
le reméde , ou aux malades qui
n'apportent pas dans fon ufage
toute la docilité & l'exactitude
néceffaires.]

M. Cren ne doit pas feulement
être regardé comme un témoin
de plus des effets heureux &

ſurprenans du ſublimé dans les
maux vénériens; ſes Obſervations
ayant été faites dans un climat
très - différent de celui qu'habi-
tent tous les Auteurs que nous
avons cités dans ce Recueil &
dans le Mémoire qui précéde,
non-ſeulement elles nous prouvent que le nouveau reméde a
les mêmes vertus dans les cli-
mats chauds *, qu'on lui conoît
ici, ce qu'on ne pouvoit décider
avec certitude ; mais elles nous
apprennent que l'action de ce reméde eſt plus violente dans les
pays très-chauds, qu'il faut plus
ſouvent préparer les malades par
la ſaignée, leur faire prendre
moins de ſublimé à la fois, leur
donner plus de boiſſon adoucif-
ſante, relâchante, plus de lait,

* La chaleur eſt très-conſidérable à
Malthe, & elle ſe ſoutient fort long-tems
au-deſſus du 30e. dégré du Thermomètre de
Réaumur: on dit communément, en parlant
de cette Iſle, le brûlant Rocher de Malthe.

employer plus souvent les lavemens, les purgatifs pour empêcher la salivation très-fréquente
dans ces pays, pendant l'u-
sage du sublimé, & qui ne contribue pas à la guérison du malade autant qu'elle lui est incommode. Ceux qui font usage de
la solution du sublimé à Malthe,
ne peuvent pas boire la décoction de racine de guimauve pendant tout le tems que dure le
traitement, sans qu'il leur sur-
vienne des douleurs d'estomac :
ce viscere se relâche trop & devient incapable de remplir ses
fonctions, ce qui occasionne de
mauvaises digestions, le dévoiement, & l'amaigrissement : c'est
pourquoi M. Cren substitue à
cette décoction une décoction
d'orge qui n'a pas les mêmes inconvéniens. Il recommande aussi,
à ceux qui voudront prendre du
lait, de le couper avec de l'eau
pure,

pure, & non pas avec la décoction d'orge, comme on fait à
Vienne, parce qu'il a remarqué
que l'acidité de la décoction d'orge coaguloit le lait dans l'estomac des malades, principalement
quand elle n'étoit pas nouvellement préparée ; & cela
arrivoit fréquemment par la négligence, ou dans les grandes
chaleurs, ce qui occasionnoit des
douleurs, la diarrhée, & la dy-
senterie. . . . . La décoction de
gayac, donnée avec le sublimé,
a paru faire du bien à ceux des
malades qui étoient gras & en
embonpoint, & non aux gens
maigres, au reste, c'est une remarque qu'on aura occasion de
faire dans toutes les maladies où
les tisanes des bois sont indi-
quées... Plus ceux qui font usage
du sublimé ont le tempérament
sec, plus ils doivent boire. M.
Cren n'assigne point d'autre ter-

me du traitement que les autres
Auteurs : on peut, dit-il, continuer la folution du fublimé jufqu'à ce que tous les fymptômes
foient difparus ; on peut la donner aux enfans des deux fexes,
quoiqu'ils ayent les fibres foibles,
lâches & plus de fenfibilité. Ce
Médecin différe des Auteurs,
que nous avons extraits, en ce
qu'il penfe qu'il faut faire prendre ce reméde au printems & en
automne, & éviter le grand froid
& le grand chaud, à moins que
le cas ne foit preffant.

Voilà une partie des Remar-
ques-pratiques les plus importantes de l'Ouvrage de M. Cren ; elles
peuvent fervir de régle de conduite à ceux qui voudront ordon-
ner le fublimé dans les pays chauds:
elles doivent engager, tous ceux
qui feront ufage de ce reméde,
à être attentifs à fes effets, pour
pouvoir modifier fon adminiftra-

tion ; enfin, elles prouvent ce que nous avons dit dans le Mémoire précédent, qu'on ne peut encore tracer de méthode générale, ni enseigner toutes les précautions nécessaires dans les traitemens, à cause de la différence qu'apporteront immanquablement une multitude de circonstances qu'on ne peut prévoir, & dont on peut encore moins déterminer le dégré d'action ou d'influence sur le corps du malade & sur le reméde.

Fin du Recueil d'Observations.

Nᵃ. Nous avons dit, dans le Mémoire précédent, que l'on trouveroit un extrait de l'Ouvrage de Friccius à la fin de ce Recueil ; mais celui-ci est devenu trop considérable pour y faire cette addition.

LIVRES nouvellement imprimés, ou qui sont sous presse, chez DIDOT le jeune.

De M. Le Begue de Presle, Docteur-Régent, &c.

LE Conservateur de la santé, ou Avis sur tous les dangers qu'il importe à chacun d'éviter pour se conserver en bonne santé & prolonger sa vie : on y a joint des Réglemens de Police relatifs à la santé, Paris, 1763. *in-12.*

Remédes & Traitemens nouveaux ou renouvellés, sous les titres :

Mémoires pour servir à l'Histoire de l'usage interne de la Cigüe. N°. I.

Mémoire pour servir à l'Histoire de l'usage interne du *Stramonium*, ou de la Pomme épineuse, de la Jusquiame & de l'Aconit. N°. II.

Avis au Peuple sur sa santé, par Tissot, nouvelle Edition.

Etrennes salutaires, ou Précis de ce qu'il est à propos d'éviter & de faire pour se conserver en bonne santé & prolonger sa vie, *in-24.* 1763.

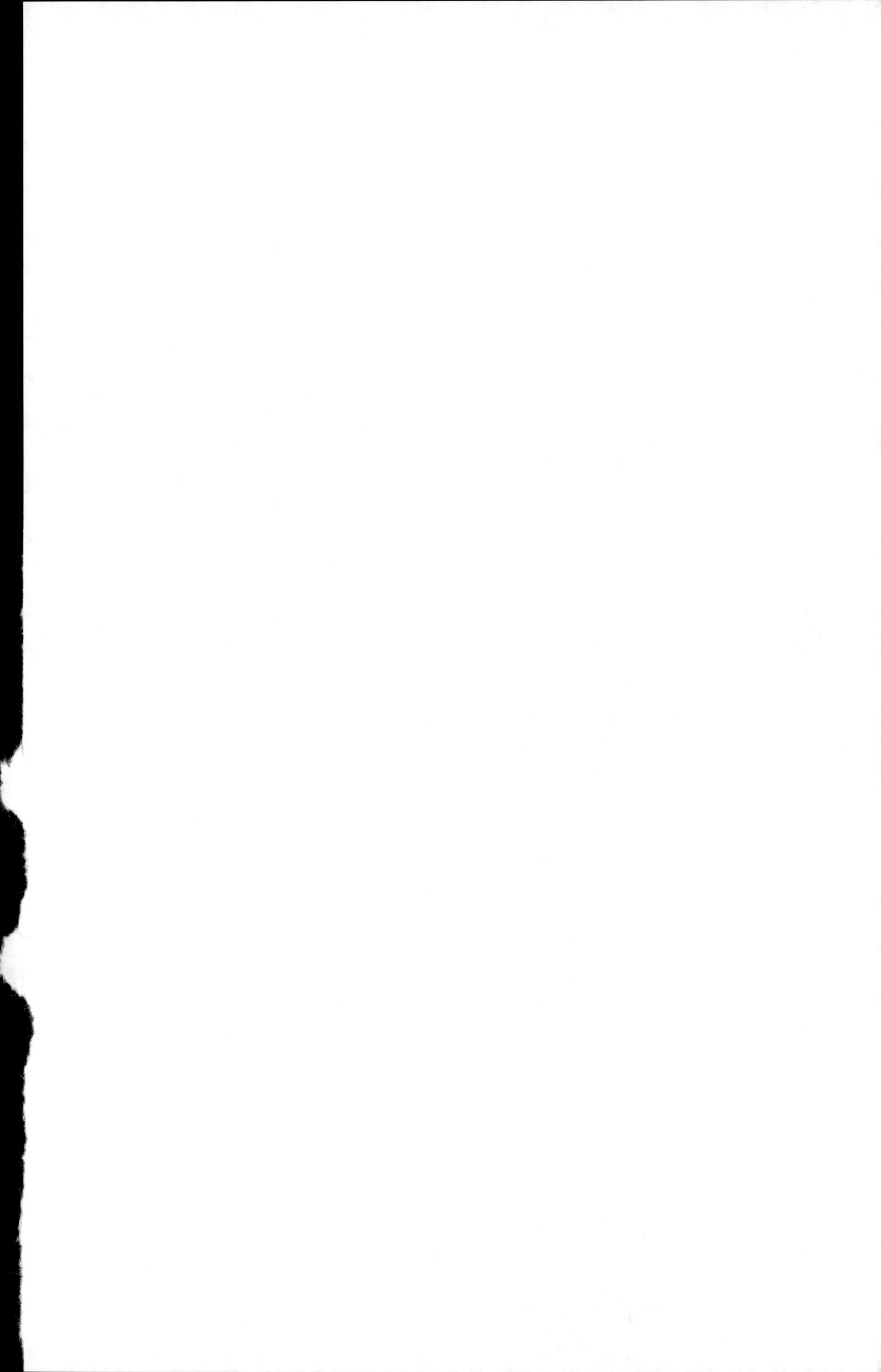

www.ingramcontent.com/pod-product-compliance
Lightning Source LLC
LaVergne TN
LVHW011214170726
843501LV00002B/237